뇌해독의 신비

뇌 해독의 신비

치매 걸리고 싶지 않다

혼마 료코 · 혼마 류스케 지음 | **고선윤** 옮김 | **박선무** 감수

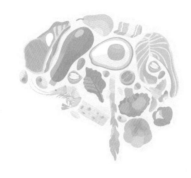

ᄂ 중앙생활사

이유 없이 피곤하지 않습니까?

아침에 일어나기가 힘들지 않습니까?

피곤한데도 잠을 잘 수 없지는 않은가요?

피곤하지만 병원에서는 아무 병도 진단받지 못한다면 어떻게 해야 할까요? 이 책에서 소개하는 '부신피로'는 소위 의사들도 모르는 병이라고 알려져 있었습니다. 지금은 국내에도 많이 알려졌지만요.

이 책에서 소개하는 '부신피로'라는 병은 지금은 비교적 국내에도 많이 알려졌지만, 많은 사람들에게 여전히 생소한 질환입니다.

원인 모를 극심한 피로감을 몸소 겪고 부신피로 외래 전문 스퀘어 클리닉을 설립하게 된 저자가 부신피로 환자들을 위해 제시하는 해결법들이 마음에 와닿습니다.

'부신피로'라는 질병을 해소하고 치료해야만 염증이 억제되고 뇌 해독이 이루어져서 치매를 비롯한 노화 증상을 예방할 수 있다는 저자의 설명이 마냥 스치고 지나갈 내용은 아니라는 생각이 듭니다.

저자인 혼마 료코, 혼마 류스케가 운영하는 부신피로 병원인 스퀘어 클리닉은 옵티멀 헬스(그 연령에 있어서 최적으로 최고의 상태) 의료 제공을 목표로 하고 있습니다. 일본의 안티에이징 의학의 권위자인 두 저자가 '먹는 것이 사는 것이다'라고 말하면서, 부신을 건강하게 할 수 있는 근본적인 식사법을 전하고 있습니다.

한편으론 우리나라에서도 연령층과 관계없이 누구나 젊게, 오래 살고 싶어 하는 욕구를 반영해서 항노화 산업이 다방면으로 활발해지고 있습니다. 단순히 얼굴 주름을 펴고, 좋다는 영양제를 먹고 체형이 좋아지는 미용에 치중한 관점에서 벗어나, 피로해진 부신을 돌보고 치료하는 근본적인 방법을 모색하고 이러한 연장선상에서 항노화 습관을 실천해야 합니다.

피로해진 부신을 돌보고 근본적인 식사법과 간편하고 편리한 것에만 의존했던 생활 습관을 점검해서 지속 가능한 뇌 건강을 지향해야 합니다.

코로나 사태와 경제 위기, 엎친 데 덮친 격으로 본격적인 기후 변화 사태를 기점으로 사회적으로 스트레스 요인이 더 많아졌습니다. 그만큼 많은 사람들이 이미 부신피로를 호소하고 있으며, 이제는 누구라도 머릿속이 멍해지는 '브레인 포그'를 앓게 될 위험성에 노출되고 있습니다.

최근 들어 부쩍 '욱하는' 사람들의 사건·사고를 보도자료에서 확인할 수 있는 이유도 부신피로를 해소하지 못했기 때문입니다. 개인의 건강문제를 넘어서서, '뇌 해독'은 스트레스로 시달리는 많은 사람들의 정신 건강을 위해 필요한 선택이 될 수도 있겠습니다.

이 책에서 제시하는, 부신을 건강하게 만드는 식생활을 알고 식사 일기 기록을 실천해서 좋은 컨디션을 유지하며 지내봅시다. 좋은 컨디션, 즉 피곤함이 없는 상태에서 우리의 뇌는 창의력을 발휘하고 자기 능력을 최대로 발휘하며 살 수 있습니다. 독소를 체내에 '들이지' 않고, 체내에 들어온 독소는 밖으로 '내보내고', 몸에 좋은 영양소를 '섭취한다'는 뇌 해독의 3가지 포인트를 기억해주시길 바랍니다.

자신의 생활 환경, 식사, 운동을 돌아보고, 체질과 컨디션을 알게 되는 건강한 나날들을 보내시길 바랍니다.

감수자 박선무
노체리안드리자애병원 의무부원장

머리말

 누구나 평생 정신적 건강을 유지하며 살고 싶어 합니다.
그런데 일본의 경우, 2025년에는 치매 환자가 700만 명을
넘을 것이고, 치매의 전 단계인 경도 인지장애(MCI)까지 포
함하면 65세 이상의 노인 세 사람 중 한 사람이 치매 환자
또는 치매 예비군이 되는 시대가 될 것입니다.

 치매에 걸린 사람의 뇌에는 '독(베타 아밀로이드 등)'이 쌓여
있다는 사실을 알았습니다. 치매에는 '알츠하이머성 치매',
'혈관성 치매', '루이소체 치매' 등이 있습니다. 지금은 어
떤 종류의 치매도 완치되지 않으며, 완전하게 원래의 상태
로 회복할 수 없습니다.

 그래도 우리 부부는 진료하면서, '독'이 쌓이기 시작한

초기에 '뇌 해독'을 시작하면 뇌 기능이 원래로 되돌아간다는 것을 실감하고 있습니다. 치매를 비롯한 노화 증상은 체내에 생기는 염증이 원인이라고 합니다. 염증을 억제하는 장기는 '부신'입니다. 그런데 스트레스가 많은 생활 속에서 부신이 지치면 '부신피로'를 초래합니다.

'부신피로'에 대해서는 본문에서 설명하겠습니다만, 부신이 쇠약해지면 뇌에 독이 쌓여서 뇌 기능을 떨어뜨립니다. 우리 부부는 일본에서 처음으로 '부신피로 병원'을 개원했습니다(https://www.squareclinic.net). 진찰받기 위해서는 몇 달을 기다려야 합니다. 부신피로로 얼마나 많은 분이 어려움을 겪고 있는지 실감하는 바입니다.

우리들이 먹는 음식은 대단히 중요합니다. "먹는 것이 사는 것입니다"라고 환자분들에게 항상 이야기하고 있습니다. 모든 기본이라고 할 수 있는 '식사·식사법'을 개선하는 것으로 부신을 건강하게 만들 수 있습니다. 식사·식사법 개선은 뇌의 해독과 이어지는 일이고, 치매를 예방하는 일이기도 합니다.

이 책에서는 부신을 건강하게 만드는 식사법과, 반대로

부신이 피로해지지 않는 식사법을 소개합니다. 매일매일 '식사와 식사법'을 잘 연구해서, 부신을 건강하게 만들고 뇌 해독에 도움이 되기를 바랍니다.

혼마 료코·혼마 류스케

차 례

1장 '건강한 부신'이
뇌를 해독한다!

2장 부신을 건강하게 만드는 식사법

부신이 피로해지지 않는 식사법

건강하게 사는 요령이
뇌를 해독한다!

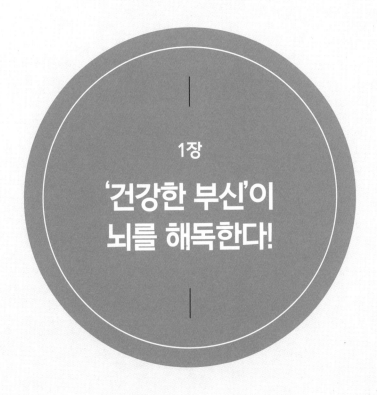

1장

'건강한 부신'이
뇌를 해독한다!

◆◇

뇌에 '독'이 쌓여있지
않습니까?

사람들은 왜 치매에 걸릴까요. 그 주된 원인은 뇌에 '독'이 쌓였기 때문입니다. 이를테면 알츠하이머성 치매의 경우, '베타 아밀로이드'라는 단백질이 뇌에 쌓이면서 정상적인 신경세포를 망가뜨리고 뇌를 위축시킨다는 것을 알았습니다.

머리말에서 기술한 바와 같이 일본은 2025년 치매 환자가 700만 명을 넘을 것이며, 전 단계인 경도 인지장애를 앓는 환자까지 포함하면 65세 이상 노인 세 사람 중 한 사람이 치매 환자 또는 치매 예비군이 되는 시대가 올 것입니다.

먼저 다음 페이지의 자가 진단 체크리스트로 지금의 몸 상태를 확인하시기를 바랍니다.

체크리스트 – 뇌에 독이 쌓이기 시작한 사람에게 보이는 증상

□ 위장이 좋지 않다(위염, 설사, 변비 등 여러 증상이 있다).

□ 항상 권태감이 있다. 아침에 일어나면 그 순간부터 피로하다.

□ 숙면을 할 수 없다. 자다가 깨는 경우가 많다.

□ 커피를 마시거나 단것을 먹으면 일시적으로 컨디션이 좋아진다.

□ 작은 일로 예민해진다. 갑자기 화가 난다.

□ 감기, 가벼운 타박 등의 증상이 빨리 회복되지 않는다.

□ 앉았다 급하게 일어나면 어지럽고, 눈앞이 캄캄해질 때가 있다.

□ (여성의 경우) 갱년기 장애의 증상이 심하다(어깨 결림, 두

통 등).

□ 마음이 항상 가라앉아 있다. 즐거운 일이 없다.

□ 특별한 이유 없이 불안감을 느낀다.

□ 성욕이 감퇴했다.

□ 피부에 주름이 늘어난 것 같다.

□ 밤이 되면 기력이 살아난다.

뇌에 독이 쌓이지 않는 몸을 만든다

앞의 체크리스트 항목에서 해당하는 것이 있다면, 뇌에 '독'이 쌓이기 시작했을 가능성이 있습니다. 베타 아밀로이드는 뇌에 생기는 '기미' 같은 것입니다. 베타 아밀로이드는 혈관 벽에도 쌓이는데, 혈관 기능을 악화시켜서 작은 뇌경색이나 뇌출혈의 원인이 되기도 합니다. 또한 노폐물 배출을 방해하는 등 성가신 물질입니다.

베타 아밀로이드가 치매의 원인이라면, 이것만 제거하면 치유되겠다고 생각할 수도 있습니다. 그런데 **베타 아밀로이**

드를 제거한다고 해도, **치유는 되지 않는다**는 것이 판명되었습니다. 베타 아밀로이드가 쌓이는 환경, 그 자체를 개선하지 않으면 아무리 제거해도 베타 아밀로이드가 다시 쌓이기 때문입니다. 따라서 '뇌에 독이 쌓이지 않는 몸을 만드는 일'과 '뇌를 해독하는 일'을 병행해야 합니다.

뇌를 해독하기 위해서 매일매일 생활을 검토한다

예를 들어, 방 정리를 잘하지 못하는 아이가 있다고 합시다. 이 아이의 방을 어머니가 가끔 청소를 해준다고 해도, 아이는 다시 방을 어지럽힐 것이므로 깨끗한 환경을 유지할 수 없습니다. 그러므로 아이가 자신의 방을 어지럽히지 않는 습관을 지니게 하고, 조금 어지러워졌을 때 바로 정리하도록 합니다. 이렇게 하면 아이의 방은 언제나 깨끗하게 유지됩니다.

항상 방을 잘 정리하는 아이로 키우는 방법, 즉 뇌에 독을 쌓지 않고 동시에 뇌를 해독하는 효과적 방법이 이 책에서 말하는 '뇌를 해독하는 식사법'입니다. 치매 예방과 더불어 컨디션 개선을 위해서 꼭 참고하시고, 매일매일 식생활을 검토하시기를 바랍니다.

정리

자가 진단으로 몸을 수시로 체크합니다.

뇌에 베타 아밀로이드가 쌓이지 않는 몸을 만들고, 매일 뇌를 해독하는 생활을 실천합니다.

◆ ◇

부신이 지치면
노화가 가속된다

부신은 다양한 호르몬을 분비하는 중요한 장기

'부신'이라는 장기에 주목해 주십시오. 부신은 좌우의 신장 위에 올라 있는 작은 삼각형 장기로 많은 종류의 호르몬을 생산·분비합니다.

만두로 비유하면 만두피 부분이 '부신피질'입니다. 여기서 코르티솔[1]과 알도스테론 등이 생산됩니다. 만두소에 해

---

[1] 당질 코르티코이드계의 호르몬으로, 부신피질에서 생성됩니다. 다른 조직에서의 생성량은 적습니다. 부신피질은 스트레스나 낮은 농도의 혈중 당질 코르티코이드에 반응해 코르티솔을 분비합니다. 코르티솔은 혈당을 높이고 면역 시스템을 저하하며, 탄수화물, 단백질, 지방의 대사를 돕는 작용을 합니다. 항염증제로서 각종 염증성·알레르기 질환 등에도 쓰입니다.

당하는 부분이 '부신수질'인데, 여기서는 아드레날린과 도 파민 등이 생산됩니다.

부신에서 나오는 다양한 호르몬은 주로 다음과 같은 역 할을 합니다.

- 스트레스에 대응한다.
- 체내의 염증을 억제한다.
- 혈당치와 혈압을 조절한다.
- 면역기능을 다스린다.
- 교감신경·부교감신경의 균형을 조정한다.

부신의 위치

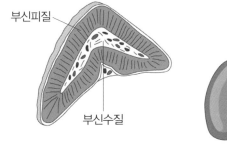

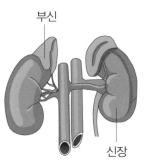

- 체내시계나 수면 리듬을 조정한다.
- 정신 안정을 돕는다.
- 뼈 대사

이것만으로도 부신이 인간의 몸에서 얼마나 중요한 장기인가를 알 수 있습니다. 부신의 위치나 이름 때문에 비뇨기인 신장과 하나의 세트로 여겨집니다만, 기능 면에서 직접적 관계가 없습니다.

부신피로는 심신의 컨디션을 망가뜨린다

사람의 몸은 다양한 스트레스를 받고 염증을 만듭니다. **염증 억제 기능을 담당하는 것은 부신이 분비하는 호르몬인 '코르티솔'입니다.** 코르티솔은 무한하게 생산되는 것이 아니라 그 사람이 가진 부신의 용량 범위 안에서 만들어집니다.

이 말은 과대한 스트레스가 장기간 이어지면 코르티솔의 생산이 따라가지 못해서 부신 그 자체가 피로에 빠진다는 것입니다. 이런 상태를 '부신피로'[2]라고 합니다.

부신피로가 되면 몸의 염증을 충분하게 억제할 수 없어서 노화가 가속되고, 컨디션이 악화하며 질병이 두드러집니다. 반대로 코르티솔의 분비량이 과다해도 몸이 나빠집니다(이에 대해서는 뒤에서 설명하겠습니다). 따라서 균형을 유지하는 것이 중요합니다. 부신이 피로하면 주로 다음과 같은 증상이 나타납니다.

① 깊은 잠을 자지 못하거나, 아예 잠을 자지 못한다.

코르티솔은 오전 4~6시부터 분비량이 늘어나 오전 8시경에 최고치가 됩니다. 그리고 이후 점점 감소합니다. 부신피로로 이런 리듬이 망가지면 수면에 영향을 미칩니다.

② 몸이 무겁고, 우울하다.

부신이 지쳐서 스트레스에 대해 대응할 수 없으면 우울해지는 경향이 있습니다.

---

[2] 만성적인 스트레스 등으로 인해 부신피질의 기능이 저하되어 나타날 수 있는 증후군을 의미합니다. 대표적인 증상으로는 지속되는 피로감, 스트레스, 소화 능력 저하, 우울, 짜증 등이 있습니다. 특히 오래된 부신의 피로는 불면증을 유발할 수 있어 평소 이유 없는 불면증이 계속된다면 부신피로를 의심해 볼 수도 있습니다.

③ 변비 또는 설사 증상이 있다.

부신피로로 코르티솔이 부족하면 위장 점막의 회복이 약해
집니다. 위장의 통증도 잘 치유되지 않고 변비, 설사, 복부
팽창 등의 증상이 나타납니다.

그 외에도 부신피로는 피부건조, 피부 처짐, 머리카락의
윤기, 생활습관병, 골다공증 등과도 관계가 있습니다.

✓ 정리

부신에서 코르티솔 분비가 과다해지면 노화가 가속되고 질병이 두드
러집니다.

심한 스트레스가
'브레인 포그'를 초래한다

정신적 스트레스가 '해마'를 상하게 한다

부신의 컨디션이 뇌에도 영향을 미칩니다. 이를테면 **심한 정신적 스트레스가 덮쳤을 때, 그 순간 부신에서 분비되는 코르티솔의 양이 급증해서 뇌의 '해마'라는 부위가 상처를 입을 수가 있습니다.** '해마'란 받아들이는 정보를 일시 보관하는 장소입니다. 여기를 다치면, 일시적으로 기억력이나 사고력이 떨어집니다.

구체적으로 '조금 전의 일이 기억나지 않는다' 또는 '책을 읽어도 내용이 잘 이해되지 않는다'는 증상이 나타납니다. 이것을 '브레인 포그'라고 합니다. 머리(브레인)에 안개 (포그)가 낀 거처럼 멍한 느낌이 지속되는 것입니다.

치매와 달리 브레인 포그는 연령과 상관이 없고, 젊은 나이에도 발생할 가능성이 있습니다. 눈이 돌아갈 정도로 바빴다거나 견딜 수 없을 정도로 슬픈 일이 있었을 때 기억의 일부가 사라지는 일이 있습니다. 이것도 '브레인 포그'입니다.

그 외에도 부신피로가 되면 성호르몬의 분비량이 감소합니다. 여기에 갱년기 장애가 더해지면 인지기능이 저하하는 경우도 있습니다.

✓ 정리

코르티솔이 갑자기 증가하면 해마를 상하게 해서 기억이 사라지는 일도 있습니다.

◆◇

스트레스와 노화세포가
염증을 만성화시킨다

염증이란 몸이 외적과 싸우고 있는 상태

여기서 '염증'이란 무엇인가에 대해서 확인해 두겠습니다. 염증이란 체내에 이물질이 들어왔을 때 생기는 '방어반응'으로, 세균이나 바이러스가 몸에 침입했을 때 발생합니다. 염증 그 자체는 병이 아니고, 우리의 몸을 지키고 회복시키기 위한 '면역작용'입니다.

세균이나 바이러스 등의 외적에 대해서 '몸이 싸우고 있는 상태'를 염증이라고 합니다. 예를 들어 적이 체내에 침입해서 화재를 일으키면 그 불을 끄는 활동과 같은 것입니다. 염증 반응에는 '빨갛게 된다', '열이 난다', '붓는다', '욱신거린다' 등이 있습니다. 감기에 걸려서 열이 나거나, 모기에게 물려서 빨갛게 붓거나, 상처를 입어서 욱신거리는 것은 모두 '염증 반응'입니다.

'노화세포'가 '만성염증'의 원인이 된다

염증 반응으로 외적을 물리친 다음에는, 이른바 불을 끄고 난 다음에는 바로 철수하면 되는데, 외적이 없어져도 염증이 사라지지 않는 경우가 있습니다. 염증을 일으킨 원인인 세균이나 바이러스가 몸 안에서 없어진 다음에도 그 사람 일상의 '식생활', '스트레스', '담배' 등이 원인(연료)으로 작용해서 염증의 불씨가 완전하게 없어지지 않았기 때문입니다. 이처럼 염증이 장기화되는 것을 '만성염증'이라고 합니다.

인간의 몸을 구성하는 세포는 50~60회 정도 분열을 반복한 다음 사멸하는데, 실은 사멸하기 직전의 '노화세포'

가 염증을 촉진하는 물질을 배출합니다. 이런 '노화세포'도 '만성염증'의 원인이 됩니다.

정리

염증이란 몸을 지키는 방어반응인데, 적극적으로 원인을 없애지 않으면, 만성화되는 경우도 있습니다.

장의 '만성염증' 원인이 되기도 하는 코르티솔

염증을 억제하는 코르티솔이 나쁜 영향을 미치기도 한다

부신에서 분비되는 코르티솔은 염증을 억제하거나, 스트레스에 대항하거나, 근육의 단백질 대사, 지방의 분해·대사를 촉진하는 역할을 담당하는 중요한 호르몬입니다. 다른 말로 '스트레스 호르몬'이라고도 합니다.

그런데 우리들의 심신이 강한 스트레스에 노출되었을 때, 코르티솔 분비가 급격하게 증가하는 것도 문제입니다. 앞에서도 기술한 바와 같이, 코르티솔은 부족하거나 과다하면 우리 몸에 나쁜 영향을 미칩니다. 이를테면 **스트레스**

로 코르티솔이 과잉 분비되면, 장은 '만성염증' 상태에 빠지기도 합니다.

인간의 몸은 세포의 집단이므로 장의 내벽인 장관벽도 세포로 이루어져 있습니다. 그리고 세포와 세포는 '밀착연접'이라는 이음새로 단단하게 밀착되어 있습니다. 그런데 코르티솔의 과잉 분비로 만성염증이 생기면 세포와 세포를 연결하는 밀착연접이 느슨해집니다. 느슨해진 그 사이로 평상시에는 변으로 배출되는 '독'이 혈관으로 흘러들어오게 됩니다.

반대로 체내 여기저기에 염증이 생겨서 코르티솔의 분비가 따라가지 못하면, 장에 생긴 염증을 충분하게 억제할 수 없게 됩니다. 이 경우도 염증이 만성화되어서 밀착연접이 느슨해지고 '독'이 혈관으로 유입됩니다. 이것을 '장누수증후군'이라고 합니다.

정리

코르티솔은 많거나 적으면 '장누수증후군'을 발생시킵니다.

◆◇

'뇌에 독이 쌓이는 식생활'은 장누수증후군 원인의 하나

뇌혈관에서 뇌 조직으로 불필요한 물질 침입

장 내벽 세포의 밀착연접이 느슨해져서 혈액 속으로 독이 흘러 들어가는 '장누수증후군'[3]을 앓고 있는 사람은 '리 키 브레인(Leaky Brain)' 이른바 '뇌누수증후군'을 동시에 앓고 있을 가능성이 큽니다.

뇌의 혈관에서 뇌 조직으로의 물질 이동은, 통상 '혈액

---

[3] 건강한 장이라면 차단되어야 할 각종 독소와 유해균이 누수와 염증으로 인해 쉽게 체내로 들어가 각종 만성질환과 관련된 염증을 유발하는 증후군입니다. 이 현상은 밀가루 속에 들어있는 '글루텐'이나 환경독소, 유해균 등에 의해 발생합니다. 이렇게 체내에 침투한 독소와 유해균은 혈관을 통해 인체 곳곳을 돌아다니면서 각종 만성질환의 주요 원인이 됩니다.

뇌장벽(BBB, Blood-Brain Barrier)'이라는, 펠트와 같은 것이 엄격하게 걸러냅니다. 요컨대 뇌 기능에 쓸모가 없는 여분의 물질이 들어오지 못하게 하는 것입니다.

그런데 **장누수증후군과 마찬가지로 혈액뇌장벽의 세포를 연접하고 있는 밀착연접이 느슨해지면 혈액에 들어있는 유해 물질(독)이 뇌 조직으로 흘러 들어가게 됩니다.** 이것을 '뇌누수증후군'이라고 합니다.

혈액뇌장벽 세포의 느슨해진 밀착연접을 통해서 뇌 조직에 독이 흘러들어온다.

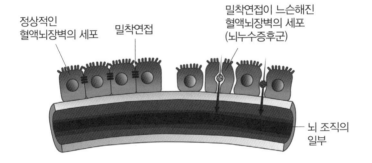

정상적인
혈액뇌장벽의 세포   밀착연접   밀착연접이 느슨해진
혈액뇌장벽의 세포
(뇌누수증후군)

뇌 조직의
일부

뇌누수증후군은 어떻게 생길까

뇌누수증후군을 일으키는 원인은 다음과 같습니다.

- 소장에 염증이 있어서 장의 상태가 나쁘다.
- 글루텐이 많은 식사를 한다.
- 가공식품을 많이 먹는다.
- 높은 혈당치가 이어지고 있다.
- 스트레스가 많다.
- 수면이 부족하다.
- 평상시 알코올을 과음한다.
- 히스타민 과잉이다.
- 독소를 섭취하고 있다.
- 곰팡이 독소를 섭취하고 있다.

글루텐이나 가공식품의 문제에 대해서는 2장, 3장에서 자세하게 말씀드리겠습니다만, 모두 장의 상태를 나쁘게 한다고 할 수 있습니다.

또한 가공식품에 많이 들어있는 글루타민산나트륨은 원래 혈액뇌장벽을 통과하지 않는데, '뇌누수증후군'일 때는 세포와 세포의 틈을 통과해서 뇌 조직으로 들어옵니다. 혈당치가 높으면 세포막이 염증을 일으켜 장내 환경이 나빠

집니다. 당연히 혈관도 상하니 당분 섭취에 신경을 써야
합니다.

심한 스트레스는 만성염증과 부신피로로 이어진다

앞에서 기술한 바와 같이, 스트레스가 심하면 코르티솔
의 분비가 지나치게 많아져, 만성염증과 만성피로로 이어
질 가능성이 있습니다.

수면에 대해서는 뒤에서 기술하겠습니다만, 수면이 부
족하면 체내의 유지·관리가 충분하게 이루어지지 않아서
상처를 입은 점막이 치유되지 않습니다. 또한 평상시 술을
계속 마시면 세포를 연결하고 있는 밀착연접을 상하게 하
는 원인이 됩니다.

알레르기 완화에 사용되는 대표적인 약이 항히스타민제
입니다. 그래서 '히스타민'이라는 용어는 알고 계실 것입
니다. 히스타민은 외부 자극(스트레스 등)을 방어하기 위해서
분비되는 유기 물질 중 하나인데, 이것이 과다 분비되면

뇌누수증후군을 일으킬 수 있습니다.

정리하면 '**심한 스트레스**', '**장을 상하게 하는 것**', '**뇌에 독이 쌓이는 음식**'이 **뇌누수증후군의 원인이 된다**고 할 수 있습니다. 특히 식생활에 관해서는 2장 이후 자세하게 설명하겠습니다.

📋 **정리**

'장'과 '뇌'는 연결되어 있습니다.

세포의 밀착연접을 느슨하게 하고 '독'이 뇌 조직으로 흘러 들어가면 뇌누수증후군이 발생합니다.

'심한 스트레스', '장을 상하게 하는 것', '뇌에 독이 쌓이는 식생활'이 원인입니다.

◆◇

뇌에 염증을 일으키는
베타 아밀로이드를
쌓이게 하지 않는다!

뇌의 염증이 오래 지속되면, 뇌에 쓰레기가 쌓인다

뇌 속에서 만들어지는 베타 아밀로이드라는 단백질도 만성염증을 일으키는 원인이 됩니다. 베타 아밀로이드는 건강한 사람의 뇌에도 있는데, 보통은 단시간에 분해·배출됩니다. 그런데 크고 이상한 베타 아밀로이드가 만들어지면 분해·배출을 잘하지 못해서 뇌에 축적됩니다.

베타 아밀로이드가 쌓이면 뇌에 약한 염증을 일으키고 장기간 이어집니다. 이것이 원인으로, 이번에는 '인산화타우(p-Tau)'라는 단백질 성분이 뇌신경 세포 속에 쓰레기처럼 쌓이게 되고, 뇌신경 세포가 죽으면 뇌의 위축이 시작됩니다. 이것이 진행된 상태가 알츠하이머성 치매로 대표되는 치매입니다.

코르티솔이 정상으로 분비되는 것이 중요

뇌에 독이 되는 베타 아밀로이드와 같은 물질이 쌓이지 않도록 하면서 동시에 독을 빠르게 배출할 수 있는 몸을 만드는 일이 중요합니다. 그러기 위해서는 부신이 항상 정상으로 기능해서, 체내에서 발생한 염증을 코르티솔이 순조롭고 적절하게 처리할 수 있는 환경을 유지해야 합니다. 즉, **부신 건강을 유지해서 뇌의 만성염증을 막는 일이 치매 예방으로 이어집니다.**

☑ 정리

부신을 건강하게 만들어서 뇌의 만성염증을 예방합니다.

식사나 생활습관을 바꾸는 것으로 부신피로로부터 탈출!

학생 때부터 피로함을 많이 느꼈고, 어느 날 갑자기 아침에 일어나지 못하게 되었다

여기서 저(혼마 류스케)의 경험을 소개하겠습니다. 실은 저는 부신피로로 몸이 매우 안 좋은 상태에서 회복한 경험이 있습니다.

저는 어릴 적 유아습진과 아토피성 피부염을 앓았고, 초등학교 때는 기관지 천식으로 고생했습니다. 사춘기가 지나고는 꽃가루 알레르기로 고생했고, 나이가 듦에 따라 몇 가지 알레르기 질환을 앓았습니다.

대학 때는 미식축구 동아리 활동을 했는데, 의과대학의 실습과 시험으로 바빴기 때문인지 항상 피로했고, 휴일에는 몸이 푹 쳐져서 기분도 우울해지는 날이 많았습니다. 아내인 료코는 의과대학에서 만났습니다.

의사가 되고도 바쁜 나날로 피로가 쌓였습니다. 휴일에는 긴 시간 이부자리에서 일어나지 못했고, 다시 출근을 위해서는 온 힘을 다해야 했습니다. 의사가 되고 수년 후, 급기야 아침에 눈을 떴는데 몸이 움직이지 않아서 침대에서 일어날 수가 없었습니다.

아내의 도움으로 병원에서 검사받았지만, 어디에도 이상이 발견되지 않았고 '우울증'이라고 진단받았습니다. 수년 후 몸은 더 나빠져 화장실에도 식탁에도 앉아있을 수가 없었습니다. 휴직하고 입원치료를 시작했지만 역시 이상은 발견되지 않았습니다. 절망적이었습니다.

'부신피로'라는 병을 알게 되다

이런 날이 이어지는 가운데, 아내는 어떻게 해서라도 원인과 치료법을 찾기 위해서 인터넷으로 의학 논문을 뒤지고 열심히 읽었습니다. 그리고 미국인 의사 제임스 L. 윌슨 박사가 쓴 《내 몸의 에너지 도둑(Adrenal Fatigue)》이라는 책을 찾았습니다. 아드레날은 부신이고, 퍼티그는 피로라는 뜻입니다. 우리 부부는 드디어 '부신피로'라는 개념에 도달했습니다.

책 표지에 기술된 "이유 없이 피곤하지 않습니까?", "아침에 일어나기가 힘들지 않습니까?", "피곤한데도 잠을 잘 수 없지는 않은가요?"라는 문구가 모두 저에게 딱 들어맞는 말이어서 확신했습니다.

검사 키트를 가지고 타액 검사를 했더니 타액 중 코르티솔의 수치가 매우 낮은 것을 알았습니다. 이것으로 부신피로가 틀림없다고 판단하고, 윌슨 박사의 책을 참고로 생활 습관과 식생활 개선을 시작했습니다. 부족할 수 있는 영양소는 건강보조식품을 적당하게 이용해서 보충했습니다.

그리고 수개월이 지나자, 눈에 띄게 몸이 좋아졌습니다. 몸을 움직일 수 있게 되었고, 피로감도 떨어졌으며 우울해지는 빈도도 줄어들었습니다.

미국에서 배우고, 부신피로에 대한 식견을 넓혔다

그 후 우리 부부는 윌슨 박사의 세미나를 수강하기 위해서 미국으로 건너갔습니다. 그리고 박사와 직접 만나서 여러 가지를 배웠습니다. 윌슨 박사도 부신피로를 앓은 적이 있었다고 합니다. 그는 저를 따뜻하게 맞아 주었습니다. 그 후에도 몇 번 미국으로 건너가 배웠고, 스스로 치료하면서 부신피로의 식견을 넓혀갔습니다.

식사와 생활습관을 바꾸어서 부신피로 치료를 이어 나가자, 수년 후에는 극적으로 회복되었습니다. 가끔 상태가 나빠질 때도 있었지만 이후 회복력이 향상되어 오랫동안 앓는 일이 없었고 기분도 긍정적으로 바뀌었습니다.

말하자면 저는 스스로 식사 등을 개선해서 부신피로를

극복한 실례가 되었습니다. 이런 경험과 학습을 통해서 부신이 건강해지면 뇌 해독으로 이어진다는 것을 알았습니다. 이에 우리 부부는 부신피로로 고생하는 환자들을 위해서 치료를 시작했습니다.

☑ 정리

이유 없이 피곤한 것은 우울증, 즉 단순히 정신적인 문제가 아닐 수 있습니다. 부신피로의 증상일 수 있습니다.

부신이 건강해지면 뇌 해독으로 이어집니다.

부신피로 치료로 '건망증'이 개선!

우리 부부는 '스퀘어 클리닉'을 개원해서, 일본에서 처음으로 '부신피로 외래'를 시작했습니다. 이제까지 부신피로를 치료한 경험을 소개하겠습니다.

경험 1

'건망증' 증상이 극적으로 개선되었다.

(A씨, 60대 남성)

A씨는 회사를 정년퇴임하고 '건망증' 증상이 점점 심해졌습니다. 가족은 A씨가 같은 말을 몇 번이고 반복하는 것

을 듣고 급기야 치매를 걱정하게 되었습니다.

원래 우리 병원에는 A씨의 부인이 부신피로를 치료받기 위해서 찾아왔는데, A씨도 부인과 함께 이 책에서 소개하는 식생활을 실천했습니다. 또한 우리 병원에서 부인과 같은 치료를 받았습니다.

그러자 A씨의 머리가 점점 맑아져서 언제부터인가 같은 말을 반복하지 않게 되었습니다. 이후 A씨는 완전히 건강을 되찾아서 적극적으로 외출도 하게 되었고, 치매에 대한 걱정도 거짓말처럼 사라졌습니다.

경험 2

단어를 기억하고, 사교댄스를 시작했다!

(B씨, 80대 여성)

80세가 되고 점점 기억력이 쇠퇴하기 시작한 B씨는 사람의 이름이나 단어가 떠오르지 않아서, '이것' 또는 '저것'과 같은 지시어가 늘어 제대로 된 대화를 이어갈 수 없게 되었습니다. 원래 사교적인 사람이었는데 점점 밖으로도 나가지 않게 되었습니다. 이에 치매에 걸릴지도 모른다고 걱정한 아들이 우리 병원으로 모시고 왔습니다.

문진으로 식생활이 제대로 이루어지고 있지 않다는 사실을 알았고, 변비가 심하다는 것도 알았습니다. 역시 식사에 대해 지도하고 개선을 노력한 결과, 점점 단어를 기억하게 되었습니다. 이것만이 아니라 사교댄스 모임에 참가하는 등 본래의 사교성을 되찾았습니다.

◆◇

장을 지키고 부신을 건강하게 만드는 일이 '뇌 해독'으로 이어진다

뇌를 해독하는 3가지 포인트

부신피로와 호르몬, 뇌 해독 등의 관계성에 대해서 여러 가지 논했습니다. '뇌를 해독'하기 위해서 해야 할 일은 다음 3가지로 집약됩니다.

⑴ 몸에 부담이 되고 뇌에 악영향을 미치는 독소를 가능한 한 '들이지 않는다.'

⑵ 체내에 들어온 독소는 바지런히 '내보낸다.'

⑶ 최선을 다해서 몸에 좋은 영양소를 '섭취한다.'

뇌를 해독하는 포인트

(1)
독소를 체내에
'들이지 않는다'

(2)
체내에 들어온
독소는 밖으로
'내보낸다'

(3)
몸에 좋은 영양소를
'섭취한다'

 이 3가지 중에서 (1)의 '들이지 않는다'를 매일 실천하는 것이 중요합니다. 독소를 들이지 않으면 그만큼 몸에 부담이 되지 않기 때문입니다. 특별한 약이나 영양제가 필요 없고, 지금부터 바로 실천할 수 있는 일입니다. 환자 중에는 '들이지 않는다'를 철저하게 실천하는 것만으로 개선된 분이 적지 않습니다.

 물론 자택에서만 식사하는 것이 아니므로, 일상생활을 하면서 완전하게 독소를 차단하기는 어렵습니다. 그러니 (2)의 '독소를 내보내는' 몸을 만들어야 합니다. 앞에서 설명한 '방을 정리하는 습관'과 같은 습관을 지니도록 합니다. 몸에 좋지 않은 것은 들이지 않고, 몸에 나쁜 것은 내보내고, (3)의 몸에 좋은 것을 '섭취하면' 부신피로로 나빠진 몸을 조금씩 개선할 수 있습니다.

뇌는 장부터 치유하는 것이 근대 의학의 경향

최근 '장활(腸活)'이라는 단어를 들어보셨는지요. 이것은 주로 유익균을 늘려서 장내 환경을 다스린다는 의미로 사용됩니다.

앞에서 언급한 '독을 들이지 않는다', '독을 내보낸다', '좋은 영양소를 섭취한다'는, 부신피로를 회복하는 방법도, 바로 '장활'이라고 할 수 있습니다.

장 컨디션이 좋으면 장의 만성염증이 치유되어서 장누수증후군을 방지하고, 이와 더불어 뇌누수증후군을 방지하게 됩니다. 왜냐하면 독소가 장에서 체내로 들어가지 않기 때문입니다. 뇌와 장은 매우 깊은 상호 관계가 있고, **뇌 건강은 장의 치유에서부터 시작하는 것이 근대의학의 경향입니다.**

뇌를 건강하게 만들기 위해서는 장의 건강이 얼마나 중요한가에 대해서, 독자 여러분들께서 이해해주시길 바랍니다. 그리고 이 둘과 관계가 깊은 장기가 부신이고, 부신에서 분비되는 코르티솔도 중요합니다.

외부와 접하고 있는 장을 소중히 지켜야 한다

장은 몸속에 있습니다만 음식, 즉 '외부에서 들어온 것'에서 영양분과 수분을 흡수하는 역할을 담당합니다. 다시 말해서 장은 '외부'와 직접 접하고 있는 장기입니다.

더 말한다면, 입에서 항문까지는 하나의 호스와 같습니다. 호스에 상처가 있어서 물이 빠져나가면 호스의 기능을 충분하게 할 수 없게 되는 것과 마찬가지로, 장의 점막에 상처가 생겨서 장누수증후군이 발생하면 당연히 몸이 나빠집니다. 한마디로 **장을 상하게 하는 것을 '들이지 않고',** 장의 **점막을 다스리면 몸 전체가 건강해집니다.**

장을 치유하고 부신을 건강하게 만들어서 뇌 해독이 잘

되도록, 오늘부터 식생활 재검토를 시작하기를 바랍니다.

✓ 정리

장이 상하지 않도록 장을 다스립니다.

독소를 '들이지 않고', 독소를 '내보내고', 몸에 좋은 영양소를 '섭취하는'

생활을 습관적으로 실천합니다.

스트레스의 3요소란?

스트레스라고 하면 통상 '정신적·심리적 스트레스'를 의미하는 경우가 대부분입니다. 그러나 본래 스트레스에는 육체적·환경적·정신적 스트레스 3개의 요소가 있는데 어느 것이나 부신피로의 원인이 됩니다. 복잡한 현대사회에서 우리들은 이런 복합적인 스트레스에 항상 노출되어 있다고 해도 과언이 아닙니다.

◆ **육체적 스트레스**
피로의 축적, 수면부족 등과 같은 육체적, 물리적 피로가 원인인 스트레스

◆ **환경적 스트레스**
대기오염 등 입, 코, 피부에서 흡입된 것에 따른 스트레스

◆ **정신적 스트레스**
인간관계나 업무, 생활 등이 원인으로 마음에 생기는 스트레스

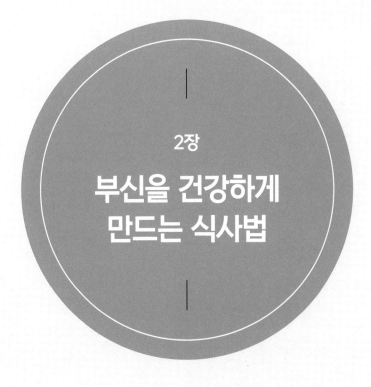

2장

부신을 건강하게
만드는 식사법

◆◇

단백질과 지방을
제대로 섭취한다

호르몬의 재료가 되는 식재를 먹는다

코르티솔은 아침 시간대에 가장 많이 분비되는 호르몬입니다. 그런데 부신의 기능이 저하되면 아침에 충분한 양의 코르티솔이 분비되지 않아서 아침부터 몸이 무겁습니다. 이것만이 아니라 장 소화·흡수 기능까지 떨어지는 경우가 많습니다.

이것을 보충하기 위해서는 **아침, 점심, 저녁 식사에서 호르몬과 몸 조직의 재료가 되는 '단백질'과 '지방'을 섭취하는 것이 매우 중요합니다.** 에너지원으로 탄수화물도 필요합니다만 동시에 고기류와 신선한 야채 등도 가능한 한 끼니마다 먹어야 합니다.

단백질을 섭취하지 않으면 몸에 부담이 된다

단백질을 충분하게 섭취하지 않으면 몸 전체에 부담이 갑니다. 이를테면 머리카락이나 피부, 근육, 뼈 등은 단백질로 이루어져 있으므로 이들의 재료가 부족해질 수 있습니다. 대사와 관계가 있는 '효소'도 원래 단백질입니다.

그래서 단백질이 부족하면 지방 연소나 수분대사가 충분하게 이루어지지 않아서, 몸 해독과 관계가 있는 간이나 신장도 기능을 잘 하지 않게 됩니다.

단, 부신피로를 앓고 있는 분은 장도 지쳐있으므로, 아침부터 고기나 야채를 먹기가 어려울 수 있습니다. 이럴 때는 소량이라도 좋으니 먹기 쉽게 조리해서 식탁에 올리도록 합니다.

'단백질'과 '지방'은 호르몬과 몸 조직의 재료입니다.

아침부터 소량으로 고기나 야채를 먹는 습관부터 들입니다.

◆◇

역시 우리 음식이 최고

식생활을 건강하게

부신을 건강하게 만들기 위해서는 음식이 중요합니다. 맛있고 건강에 좋은 음식으로 식탁을 구성하기를 바랍니다. '밀가루 제품', '유제품', '백설탕'은 줄여야 합니다. 1장 마지막에서 뇌를 해독하기 위해서는 몸에 부담이 되고 뇌에 악영향을 미치는 독소를 가능한 한 체내에 넣지 않는 것이 중요하다고 기술했습니다.

부신의 건강을 유지하고 뇌 해독을 촉진하기 위한 시작은 '밀가루 제품', '유제품', '백설탕'을 가능한 한 섭취하지 않는 것입니다.

나쁜 것을 몸에 넣지 않는 것만이 아니라 좋은 영양소를 체내에 들이는 일도 중요합니다.

아침에 빵을 먹는 사람도 많겠습니다만, 건강을 위해서는 식생활을 바꾸어야 합니다. 부신피로를 개선하고 건강을 되찾아서 치매를 예방할 수 있는 식사를 제안하겠습니다.

우리의 밥상

우리는 예로부터 **밥 한 공기에 국 하나 그리고 몇 가지 반찬을 곁들인 밥상**을 마련했습니다. 한 끼에 복수의 식재를 올리면서 여러 종류의 영양소를 섭취하는 것입니다. 어물, 산채 등 다양한 식재를 가지고 조리거나 굽거나 삶거나 볶거나 튀기는 것으로 가지각색의 맛을 만들어냈습니다. 이런 밥상을 다시 주목하고 싶습니다.

먼저 2주간 식생활 개선을 시도해보자

우리 음식에는 된장, 간장, 장아찌 등의 발효식품이 많이 있습니다. 모두 건강식입니다. 식물성 유산균을 섭취하는 것으로 장내 환경을 다스리는 효과도 기대할 수 있습니다. 뒤에서 기술하겠습니다만 생선에 들어있는 DHA나 EPA라는 '오메가3 지방산'에는 동맥경화를 예방하고 콜레스테롤 수치를 낮추는 기능이 있습니다.

이 책을 만난 계기로, 먼저 2주간 우리 음식을 중심으로 한 식생활에 도전해보시기 바랍니다. 분명 어떤 변화를 느끼게 될 것입니다.

정리

영양가가 높고 건강한 2주간의 식단을 실천해봅니다.

◆◇

돼지고기 생보리구이 정식

2장 시작 부분에서, 호르몬과 몸의 재료가 되는 단백질과 지방을 매일 섭취해야 한다고 기술했습니다. 이 두 개의 영양소를 섭취하기 위한 요리를 하나 소개하겠습니다.

일명 '돼지고기 생보리구이'입니다. 여기에는 단백질과 지방만이 아니라 비타민 B군과 미네랄도 듬뿍 들어있습니다. 생보리에는 몸을 따뜻하게 하고 위장을 다스리는 기능이 있습니다. 고기 요리 중 가장 완벽한 건강 메뉴라고 해도 과언이 아닐 것입니다.

만드는 방법도 간단합니다. **돼지고기에 생보리 가루**(생보리 가루는 쉽게 구할 수 있습니다), **맛술, 간장을 1 대 1 대 1 비율로 섞어서 만든 양념을 더해서 프라이팬에 굽습니다.**

여기에 야채 고깃국은 어떨까요. 국은 한 번에 많이 만들어서 냉장고에 보관하고 나누어 먹을 수 있습니다. 우리집에서는 돼지고기 생보리구이와 야채 고깃국을 먹는 날이 많습니다. 돼지고기 생보리구이 정식은 영양 균형이 이상적이므로 꼭 시도해보시기 바랍니다.

고기류를 싫어하는 분은 콩 식품으로

아침 식사에서도 고기를 드시기를 바랍니다만, 사람에 따라서는 아침부터 고기를 먹기가 거북하다는 분이 계실 것입니다. 또한 고기 자체를 선호하지 않는 분도 계십니다.

이런 경우는 두부 등 콩으로 만든 식품을 드시면 됩니다. 아시는 바와 같이 콩은 '밭의 고기'라고 할 정도로 단백질을 다량 함유하고 있습니다. 콩 식품을 섭취하는 것으로 생보리구이 정식을 먹을 때와 다를 바 없는 영양소를 섭취할 수 있습니다.

콩 식품에는 두부 외에도 콩비지, 콩가루, 낫토, 유부, 언두부, 된장, 간장 등 다양한 것이 있습니다. 이것만으로도 상당한 종류의 요리를 할 수 있고, 야채 등을 더하면 더 많은 요리를 만들 수 있습니다. 건강하고 단백질이 풍부한 콩으로 만든 반찬을 여러 가지 연구해보시기 바랍니다.

내 몸에 맞는 음식을 자신의 속도로 먹는다

신장이 나빠서 의사로부터 단백질 섭취를 지양하라는 말을 들은 분도 계실 것입니다. 이런 분은 지금부터 언급할 내용을 참고해서 연구하시기를 바랍니다. 어디까지나 자기 몸에 맞는 것으로 건강을 만들어가는 것이 원칙입니다.

반드시 1일 3식이라는 습관을 지켜야 할 필요도 없습니다. 사람에 따라서는 1일 2식이 더 맞는 분도 있고, 1일 5식이 맞는 분도 있습니다. 사람에 따라서 다르므로, 자기 몸을 고려한 다음, 가능한 범위에서 맞는 방법을 찾는 것이 좋습니다.

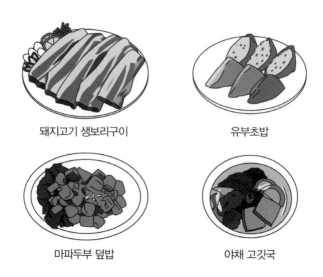

돼지고기 생보리구이

유부초밥

마파두부 덮밥

야채 고깃국

정리

돼지고기 생보리구이나 콩 식품으로 단백질을 확실하게 섭취합니다.

글루텐 프리

밀가루, 유제품, 설탕을 섭취하지 않도록

지금부터는 조금 엄격한 이야기를 하겠습니다. 부신피로를 개선하고 뇌에 독이 쌓이지 않는 몸을 만들기 위해서는 다음 3가지 원칙을 지켜야 합니다.

(1) 글루텐 프리

  → 글루텐(밀가루에 들어있는 단백질)을 피한다.

(2) 카세인 프리

  → 카세인(유제품에 들어있는 단백질)을 피한다.

⑶ 슈거 프리

　→ 단것(당질 전반, 특히 백설탕)을 피한다.

많은 식품에 들어있는 밀가루, 유제품, 설탕을 섭취하지 말라는 말을 들으면, 이건 무리라고 생각할 수 있습니다만 여기에는 다 이유가 있습니다. 하나하나 설명하겠습니다.

밀가루는 칸디다균 증식을 촉진한다

사람의 체내에는 다양한 '상재균'이 있습니다. 이 중에는 곰팡이의 일종인 '칸디다'라는 균이 있습니다. 칸디다증은 질병의 이름으로 알려져서 놀라는 분도 계실 것입니다. 칸디다균은 건강한 사람도 피부나 구내, 소화관 등에 당연히 가지고 있는 균의 일종입니다. 장 속에서 유익균과 유해균이 균형을 이루고 있는 한 특별히 문제가 되지 않습니다.

단, 식생활이 흐트러지거나 피로해서 유해균이 우세하면 칸디다균이 증식하는 일이 있습니다. 장 속에 곰팡이가 늘어나는 것입니다. 이렇게 되면 곰팡이 증식을 억제하기 위해서 체내의 면역기능이 발동합니다. 곰팡이를 억제하기 위한 자기치료 작용인데, 이때 면역의 공격으로 장 점막에 상처가 생깁니다. 그 결과 영양이 잘 흡수되지 않아서 변비와 설사 증상이 나타납니다.

이야기가 길어졌습니다만, 밀가루는 칸디다균의 양분이 됩니다. 즉, 유해균이 우세해서 칸디다균이 늘어났을 때, 밀가루 제품을 평상시 먹고 있으면 균의 증식을 더욱 촉진하게 됩니다.

'글루텐 프리'는 서양에서 주목받고 있다

또한 밀가루에 들어있는 단백질인 글루텐에는 '글루테오모르핀'이라는 모르핀과 닮은 화합물이 들어 있습니다. 이 화합물은 이른바 마약과 같은 물질로, 뇌로 들어가면 행복한 기분을 만드는 작용을 합니다.

'밀가루 중독증'과 같은 것으로, 먹으면 먹을수록 더 먹고 싶은 마음이 생깁니다. 따라서 글루텐을 평상시 자주 섭취하면 식후에 머리가 멍해지거나 집중력이 떨어지는 증상이 나타납니다.

밀가루에는 '글리아딘'이라는 단백질도 들어있습니다. 글리아딘은 '소아 밀가루 알레르기'나 '운동유발성 밀가루 알레르기'를 불러올 수 있습니다.

'운동유발성 밀가루 알레르기'란 밀가루 제품을 먹고 1~2시간 후에 운동했을 때 혈압이 떨어져서 기절하거나 얼굴 일부가 붓거나 숨을 쉴 수 없게 되는 증상입니다. 글리아딘은 뇌세포나 혈액뇌장벽의 장벽 기능을 맡는 세포 등에 영향을 미쳐서 염증을 일으키기도 합니다.

이렇게 **밀가루에 들어있는 단백질류에는 인체에 악영향을 미치는 것들이 몇 가지 있습니다.** 최근에는 서양에서도 '글루텐 프리'가 주목받고 있고, 실제로 '글루텐 프리' 식품이 많이 팔리고 있습니다. 우리나라에서도 '글루텐 프리'가 지금보다 일반화되기를 바라는 바입니다.

◆◇

'글루텐 프리'는
무리하지 않고 조금씩 한다

'글루텐 프리'는 정신적으로 부담이 되지 않을 정도로

글루텐 프리(밀가루 끊기) 생활을 우선 1주간, 가능하다면 3주간
정도 계속해보기 바랍니다. 처음 도전하는 분에게는 상당히
어려울 것입니다. 그래서 다음의 요령을 참고해서 조금씩
글루텐 프리에 익숙해지기를 바랍니다.

(1) 우선 1주간만 해본다

우선 1주간을 목표로 글루텐 프리에 도전해봅시다. 글루
텐 프리의 식재를 한꺼번에 구입해서, 1주간의 식단을 미

리 계획하고 식단을 점차 연구하는 것이 좋습니다.

(2) '작은 밀가루'는 무시해도 OK

튀김 정도의 작은 밀가루는 무시하고 먹어도 됩니다. 밀가루를 사용한 빵이나 케이크, 도넛 등 '큰 밀가루'만 먹지 않습니다.

(3) '대용품'을 활용한다

글루텐 프리 파스타나 쌀국수, 쌀빵 등 쌀로 만든 식재를 이용하면 먹고 싶은 것을 참지 않고 먹을 수 있습니다.

(4) 평일만 '글루텐 프리'

월요일~금요일까지는 글루텐 프리 생활을 지키고, 토, 일요일은 밀가루 제품을 먹는 것으로 마음을 리셋하는 방법도 있습니다. 중간에 한 번씩 기분전환을 하면 오랫동안 지속할 수 있습니다.

⑸ 증상의 변화를 기록한다

글루텐 프리 생활로 몸이 어떻게 변화하는가를 기록하고, 동기부여를 합니다.

정리

밀가루는 칸디다균 증식을 촉진해 장을 상하게 합니다.

그 외 여러 가지 문제점을 인식하고 글루텐 프리를 일반화합니다.

무리하지 않고 쉬운 방법으로 글루텐 프리에 도전합니다.

◆◇

카세인 프리

유제품에는 유해한 특성이 있으니, 주의가 필요!

카세인이란 유제품에 들어있는 단백질의 명칭입니다. 우유, 치즈, 요구르트 등의 유제품은 일반적으로 몸에 좋다고 합니다만, 실은 몇 가지 유해한 점들이 있으므로 주의가 필요합니다. 원래 카세인은 알레르기를 일으키는 원인물질(알레르기원 = 항원)입니다. 꽃가루 알레르기나 아토피성 피부염과의 관련성이 지적되고 있습니다.

알레르기 증상이 발생하면 면역기능 조정을 담당하는 부신에 부담이 갑니다. 그래서 부신피로를 앓고 있는 분의 컨디션을 더욱 악화시킬 위험이 있습니다.

또한 유제품에는 '젖당(락토스)'이라는 당이 많이 들어있습니다. 젖당은 소장에서 만들어지는 락타아제라는 효소로 분해되는데, 락타아제가 부족하면 '젖당 불내증'이라는 증상이 나타날 수도 있습니다.

구체적으로 소화불량이나 복통, 설사 등이 발생합니다. 우유를 마시면 배탈이 나는 사람이 있습니다. 우리 주변에는 젖당분해효소가 없어서 우유를 잘 소화하지 못하는 사람이 적지 않습니다. 당연히 배탈이 나면 소장에 부담이 가므로, 자동으로 부신에도 부담이 됩니다.

이른바 **부신피로를 앓고 있는 사람에게 유제품은 결코 권장할 수 있는 식품이 아닙니다. 부신의 건강을 목표로 한다면, 역시 카세인을 섭취하지 않도록 노력하는 것이 중요합니다.**

카세인 섭취는 엽산 흡수를 방해한다

카세인에는 또 하나, 뇌에 소중한 영양소인 '엽산' 흡수를 방해하는 난점이 있습니다. 엽산은 소송채, 브로콜리 등 녹황색 야채에 많이 들어있습니다. 이파리에 많이 들어있는 비타민 B군의 일종으로, 특히 임산 초기에 섭취하는 것을 권장합니다. 일본 후생노동성에 따르면, 갓난아이의 신경관 폐쇄장애의 위험이 낮아진다고 합니다.

엽산은 뇌 신경전달물질의 대사에 이용되는 물질이고, 신경 발달이나 성장에 불가결합니다. 그 외에 암 예방, 호르몬 생성, 간 해독, 유전자 스위치의 온/오프 등 여러 중요한 기능을 담당합니다. 따라서 임산부만이 아니라 모든 사람이 제대로 섭취해야 할 영양소입니다.

카세인 프리는 뇌에 좋은 결과를 가지고 온다

유제품을 마시거나 먹어서 카세인이 체내에 들어오면, '엽산 수용체 자가항체'라는 성가신 것이 만들어집니다. 원래 엽산은 엽산 수용체에 붙어서, 혈액에서 뇌로 들어갑니다. 그런데 카세인을 섭취해서 만들어진 '엽산 수용체

자가항체'가 이것을 방해하면, 엽산과 엽산 수용체가 달라붙지 못하고 떨어집니다. 따라서 엽산이 뇌에 도달하지 못합니다.

엽산이 부족하면 뇌의 신경전달물질 대사가 잘 이루어지지 않게 되고, 뇌누수증후군의 원인이 되기도 하며, 집중력이 떨어지기도 합니다. 또한 기억력, 기력, 동기부여가 감퇴하는 경우도 있습니다.

실제로 유제품을 완전히 끊고 엽산을 제대로 섭취한 사람의 뇌를 살펴본바, 상당히 좋아진 예가 많습니다. **카세인 프리를 시도하면 뇌에 좋은 결과를 가지고 온다고 할 수 있습니다.**

정리

알레르기의 원인이 되고, 영양 흡수를 방해하는 카세인을 권할 수는 없습니다.

◆◇

우유 대신 두유를 마신다

두유는 그냥 마셔도, 요리에 사용해도 맛있다

유제품, 그중에서도 우유 대용품으로는 두유를 권장합니다. 두유는 아시는 바와 같이 물에 불린 콩을 갈아서 짠 액체입니다. 예로부터 우유나 모유 대신 이용되었고 슈퍼마켓이나 편의점에서도 쉽게 구할 수 있습니다.

콩 단백질이 풍부한 것은 물론이고, 칼슘, 이소플라본, 철분, 비타민 B군 등이 들어있습니다. 그리고 카세인 프리이므로 앞에서 기술한 바와 같은 문제가 없습니다. 두유를 이용한 레시피도 책이나 인터넷에 여럿 소개되고 있으므로, 식재의 하나로 이용하는 것도 좋은 방법이라고 생각합니다.

두유를 이용한 요구르트도 있으니, 요구르트가 먹고 싶으면 시도해보시기 바랍니다. 단, **두유도 콩 알레르기 증상을 일으킬 가능성이 있습니다. 처음에는 조금씩 마시면서 몸 상태를 확인하는 등 주의가 필요합니다.**

그다지 일반적이지는 않습니다만 양젖은 우유보다 인간의 모유에 가까운 성분을 가지고 있습니다. 젖당(락토스)의 함유량이 적고 부신에도 나쁘지 않으며 알레르기를 일으킬 가능성이 작다고 합니다. 갑자기 유제품을 끊기가 어려우면 이런 대용품을 시도해보시기 바랍니다.

 정리

두유를 식재의 하나로 받아들입니다.

◆◇

'슈거 프리'를
적극적으로 지향한다

혈당 스파이크는 혈관을 상하게 한다

식사 후, 심하게 졸음이 오는 경우가 없는지요. 이것은 높은 확률로 '혈당 스파이크' 증상이라고 할 수 있습니다. '혈당 스파이크'[4]란 식사 등으로 혈당치가 일시적으로 급격하게 변동하는 것을 말합니다.

일단 올라갔다가 그 후 급격하게 떨어졌을 때, 저혈당증이나 부

---

4) 혈당이 급격히 오르내리기를 반복해서 혈당 조절 능력이 떨어지는 상황을 말합니다. 혈당 지수가 높은 음식을 즐기고, 식사를 거른 후 폭식을 하고, 앉아서만 생활하면 혈당이 높아지기 쉽습니다.

신피로로 몸이 나빠질 수 있습니다. 구토나 두통을 동반할 수도 있습니다. 물론 당분을 과하게 섭취했기 때문에 이런 증상이 나타나는 것입니다.

또한 잘 아시는 바와 같이 **혈당치의 급격한 변동은 혈관에 손상을 주고 심근경색, 협심증, 뇌출혈, 뇌경색 등의 위험을 높입니다.** 그것만이 아니라 암이나 치매에 걸리는 위험도 커지니 주의해야 합니다.

암세포는 당을 매우 좋아합니다. 당을 많이 섭취하면 암세포의 영양분이 될 수도 있습니다. 밀가루가 칸디다균의 영양분이 된다고 기술했습니다. 설탕도 칸디다균이 좋아하는 것이므로, 설탕을 섭취하면 칸디다균을 키울 위험도 있습니다.

부신피로가 있는 사람의 대부분은, 피로할 때 단것(초콜릿이나 사탕 등의 과자류)을 찾아서 먹습니다. 그리고 피로가 회복되는 느낌을 받습니다. 그러나 **단것에는 당연히 당질이 많이 들어 있으므로 혈당 스파이크 원인이 되고, 부신은 더 많은 부담을 가지는 결과를 초래합니다.**

정제 과정에서 영양소를 소실한다

설탕 중에서도 특히 백설탕은 몸에 좋지 않습니다. 백설탕의 원료인 사탕수수에는 원래 영양소가 많이 들어있습니다만, 설탕을 정제하는 과정에서 영양분을 대부분 잃어버립니다. 그 결과 그냥 달고 칼로리가 높은 물질이 된 것입니다.

이것만이 아니라 **섭취한 백설탕을 체내에서 대사할 때, 미네랄이나 비타민을 많이 소비합니다.** 미네랄이나 비타민은 몸을 유지하고 치유하는 데 필요한 영양분인데, 백설탕을 섭취하는 것으로 쓸데없이 사용하게 되는 것입니다.

당연히 컨디션이 나빠질 가능성이 있습니다. 이런 당질, 특히 백설탕이 몸에 미치는 나쁜 영향을 생각하면, 우리들은 적극적으로 '슈거 프리'를 지향해야 합니다.

대용품으로 맛있는 요리를 만든다

우리가 주로 사용하는 조미료에는 설탕, 소금, 식초, 간장,

된장이 있습니다. 그러니 설탕을 배제할 수 없습니다. 여기서는 다음 식재를 설탕 대용품으로 사용할 것을 제안합니다.

(1) 꿀

요리할 때도 과자를 만들 때도 사용합니다. 설탕보다 달아서 양을 줄이는 것이 중요합니다.

(2) 올리고당

설탕보다 달지는 않지만 자연스러운 단맛이라 여러 메뉴에 잘 어울립니다.

(3) 사탕수수 원당

미네랄을 함유한 몸에 좋은 비정제 설탕입니다. 물론 요리에 사용할 수도 있습니다.

✓ 정리

백설탕을 줄이고, 대용품으로 맛을 냅니다.

쌀가루를 잘 활용하자

쌀가루 빵, 튀김, 전

매일 아침, 빵을 먹었다면, 빵을 끊는 일은 쉽지 않을 것입니다. 이런 분들은 **쌀가루 100%의 빵을 드시기를 바랍니다.** 우리 주변에 아직은 많지 않지만, 쌀가루 빵의 수요는 조금씩 늘어나고 있습니다. 밀가루 빵보다 식감이 말랑말랑하고 씹는 맛도 있으며 근기도 좋은 특징이 있습니다.

무엇보다 **빵을 먹고 있다는 실감이 나면서 실제로는 글루텐 프리를 달성할 수 있다는 점이 좋습니다.** 자택에서도 밥솥으로 간단하게 쌀가루 빵을 만들 수 있습니다.

또한 **밀가루 대신 쌀가루를 사용해서 조리하는 것을 권장**합니다. 튀김옷 정도의 '작은 밀가루'는 신경 쓰지 말고 먹자고 앞에서 기술했습니다만 쌀가루로 튀김옷을 만들면 그 '작은 밀가루'도 먹지 않을 수 있습니다.

전을 부칠 때도 쌀가루를 이용하면 됩니다. 역시 식감이 특별난 전을 부칠 수 있을 것입니다. 쌀가루와 두유, 설탕 대용품을 사용해서 케이크도 만들 수 있습니다.

글루텐 프리, 카세인 프리, 슈거 프리에 도전한다고 해서, 맛있는 먹거리를 참아야만 하는 것이 아닙니다. 재료를 잘 연구하면 다양한 메뉴를 즐길 수 있습니다. 이것을 2주간, 3주간 이어가는 동안 자신의 몸이 점점 변해가는 것을 느낄 수 있을 것입니다.

정리

쌀가루를 잘 이용하면 글루텐 프리를 쉽게 실현할 수 있습니다.

현미밥을 먹자

당질 흡수 속도가 느리고 영양이 풍부한 현미

슈거 프리에서도 이야기한 바와 같이, 당질은 가능한 한 섭취하지 않는 것이 좋습니다. 그런데 우리의 주식, 백미가 혈당치를 상당히 많이 올립니다. 최근에는 당뇨병 예방을 위해서 식사할 때 야채부터 먼저 먹는 습관이 유행하고 있습니다.

이런 습관으로 백미부터 급하게 먹어서 혈당치를 급상승시키는 위험이 줄어들었습니다. 그래도 메뉴에 따라서는 쌀이 많이 들어가야 하는 음식도 있으니, 당질의 흡수 속도가 느리고 영양가가 높은 '현미'를 식탁에 올리도록 권장합니다.

현미는 수확한 벼에서 겉겨만 제거한 모양의 쌀로, 정미하지 않는 것입니다. 백미와 비교하면 식이섬유가 4~6배 많고 비타민 E와 비타민 B군, 미네랄류도 풍부하게 들어 있습니다. 백미보다 조금 딱딱한 식감이라서 먹을 때는 잘 씹어서 먹는 것이 중요합니다.

그래서 먹기가 어렵다는 느낌도 있습니다만, 익숙해질 때까지는 쌀과 섞어서 먹으면 됩니다. 주먹밥을 만들거나 죽을 만들어서 먹어도 좋습니다. 둘 다 쉽게 먹을 수 있고 맛도 있으니, 쉽게 현미식을 즐길 수 있습니다. 꼭 시도해 보시기 바랍니다.

✓ 정리

주먹밥이나 죽으로 현미밥에 도전해봅시다.

오메가3계의 불포화지방산을 적극적으로 섭취한다

생선에 들어있는 양질의 기름을 적극적으로 섭취하자

고등어와 꽁치, 정어리 등의 생선구이는 참 맛있습니다. 무를 갈아서 올리면 더 맛있습니다. 이런 **등푸른생선에는 오메가3계의 불포화지방산인 도코사헥사엔산**(DHA)**과 에이코사펜타엔산**(EPA)**이 들어있습니다.**

둘 다 양질의 기름이므로, 이것을 섭취하기 위해서 평상시 많이 드시길 바랍니다. 연어, 참치, 홍살치 등의 물고기에도 많이 들어있습니다. 그 외에도 **오메가3계의 불포화지방산으**로는 아마인유, 들기름 등에 들어있는 '알파리놀렌산'이 있습니다.

DHA와 뇌의 건강에는 깊은 관계가 있다

　양질의 기름을 섭취해야 하는 이유는 뇌의 약 60%가 지방으로 구성되어 있기 때문입니다. 또한 세포 표면의 세포막도 지방으로 이루어져 있습니다. 즉, **좋은 기름을 섭취하면 섭취할수록 뇌와 세포가 좋아진다**고 할 수 있습니다.

　이를테면 DHA는 뇌의 기억과 관계가 있는 '해마'에 많이 존재합니다. **혈액 중 DHA의 농도가 높은 사람은 치매에 걸릴 확률이 낮다는 데이터도 있으므로, DHA와 뇌의 건강에는 밀접한 관계가 있다**고 할 수 있습니다.

　DHA는 앞에서 기술한 '혈액뇌장벽'을 통과한다는 사실도 밝혀졌으며, 이것으로 뇌가 필요로 하는 물질이라고 판단할 수 있습니다.

　DHA는 신경세포끼리 정보전달을 잘하는 기능이 있고, 뇌 내의 신경세포 네트워크를 순조롭게 합니다. 네트워크의 정보처리능력이 높아진다는 것은 그만큼 뇌가 활성화한다는 것을 의미합니다.

생선을 먹고 세포막을 젊게 만든다

세포막도 지방으로 이루어져 있다고 기술했습니다. 여기서 '막'이라고 하지만, 세포 안과 밖을 차단하는 그런 것이 아닙니다. 대단히 유동적인 구조로 이루어져 있어서, 밖에서 좋은 것을 세포 안으로 받아들이고, 세포 안의 쓸모없는 것을 밖으로 내보냅니다.

젊은 사람의 세포막은 탄력이 있고 부드럽습니다. 그래서 좋은 것을 받아들이고 쓸모없는 것을 밖으로 내보내는 기능이 활발하게 작동해서 젊고 아름다운 몸을 유지합니다. 그런데 나이를 먹으면 세포가 안에서부터 노화되어 세포막은 딱딱해지고 급기야 탄력성을 잃습니다. 그러면 당연히 좋은 것을 받아들이고 쓸모없는 것을 내보내는 힘이 약해집니다.

DHA를 비롯한 오메가3계의 기름을 섭취해야 하는 이유가 여기에 있습니다. **세포막의 재료가 되는 기름을 섭취하면 탄력이 있고 부드러운 젊은 세포막을 유지할 수 있습니다.** 이것이 건강을 증진하는 힘이 됩니다.

생선을 먹어서 섭취할 수 있는 양질의 기름은 모든 점막에 도움이 됩니다. 거칠어진 장의 점막을 고칠 수도 있어서, 앞에서 언급한 장누수증후군의 회복에도 효과가 있다고 생각합니다.

바다생선에 들어있는 유해 물질도 고려해야 한다

하나 주의해야 할 점이 있다면, 바다를 헤엄치는 물고기에는 수은이나 다이옥신이라는 유해 물질이 들어있을 가능성이 있다는 사실입니다. 특히 식물연쇄의 상위에 있는 참치, 청새치, 넙치, 아귀 등에는 유해 물질의 축적량이 많다고 추측됩니다.

한편 크기가 작은 물고기는 유해 물질의 양도 적을 것으로 생각합니다. **어패류는 몸길이가 도마 위에 오를 정도의 크기를 선택하는 것이 좋습니다.** 참치나 넙치를 먹어서는 안 되는 것은 아닙니다만, 가능한 한 다른 물고기보다는 먹는 횟수를 줄이도록 합니다.

✓ 정리

생선에 들어있는 양질의 기름을 섭취하면, 뇌와 세포막을 젊게 만들 수 있습니다.

유해 물질 섭취를 최소화하기 위해서 가능한 한 작은 생선을 섭취합니다.

아연은 반드시 먹어야 한다

아연은 다양한 역할을 담당하는 중요한 영양소

필수 미량 미네랄의 하나인 '아연'은 인간의 몸속에서는 만들 수 없는 것입니다. 그래서 아연이 들어있는 식품이나 영양제를 반드시 먹어야 합니다.

아연에는 많은 기능이 있습니다. 먼저 200종류 이상의 효소를 구성하기도 하고, 효소 반응의 활성화에 작용하기도 합니다. 또한 호르몬 합성 및 분비 조정, 면역 반응 조절, 단백질 합성, DHA 합성 등 대단히 중요한 역할을 몇 가지나 담당하고 있습니다.

아연은 예로부터 습진이나 화상에 바르는 약으로 사용되어 왔습니다. 일찍이 수두에 걸린 아이에게 '아연화 연고'라는 약을 처방했습니다. 아연은 상피세포 재생이나 신진대사에 꼭 필요한 영양소이기 때문입니다.

앞에서도 기술한 바와 같이, 입에서 항문까지는 '하나의 호스'와 같은 것인데, 외부와 접하고 있다는 의미에서 장의 점막도 '상피세포'입니다. 장은 몸 안쪽에 있다고 생각할 수 있지만, 호스 안쪽의 점막도 피부의 일부라고 할 수 있습니다.

이른바 아연이 몸 표면에 바르는 약으로 효과가 있는 것처럼, **아연은 장 내의 염증을 진정시키는 효과도 있습니다.** 평상시 적극적으로 섭취하도록 하십시오. 아연이 많이 들어있는 식품으로는 굴, 바지락, 대합, 소고기, 튀김, 계란, 캐슈넛 등이 있습니다.

이런 식재를 가족의 요리에 더해주기를 바랍니다. 또한 손톱에 흰 반점이 있는 분은 아연이 부족하다고 추측할 수 있습니다. 이런 분들은 앞에서 제시한 음식을 많이 섭취하시기를 바랍니다.

☑ 정리

아연은 장 내의 염증을 진정시킵니다.

체내에서 만들 수 없는 '아연'을 평상시 적극적으로 섭취합니다.

◆ ◇

비타민 B군을 꼭 섭취한다

비타민 B군이 부족하면 피곤함을 잘 느낀다

'비타민 B군'이라는 말을 들은 적이 있을 것입니다. 비타민 B군이란 물에 녹아서 수분과 함께 체내를 이동하는 '수용성 비타민' 중 비타민 C를 제외한 것입니다. 물이 아니라 기름에 잘 녹는 것은 '지용성 비타민'이라고 합니다. 지용성에는 비타민 A, D, E, K 등이 있습니다.

비타민 B군에 속하는 영양소는 우리 몸속에서 상부상조하면서 기능을 합니다. 상부상조해서 효과를 내기 때문에 '군'이라는 하나의 그룹을 만들어서 그 속에 들어있습니다.

비타민 B군은 근육, 뼈, 뇌, 신경 등 몸속의 여러 조직을 만들기 때문에 필요합니다. 우리는 탄수화물·단백질·지방이라는 3대 영양소로 몸을 만들고 몸을 움직이는 에너지를 내고 있는데, 이때 비타민 B군의 기능이 매우 중요합니다. 즉, **비타민 B군이 부족하면 몸과 에너지를 충분히 만들 수 없고, 몸은 쉽게 피곤해집니다.**

또한 부신피로를 앓고 있는 사람은 아무래도 비타민 B군이 부족합니다. 왜냐하면 스트레스를 받았을 때 분비되는 코르티솔 등의 호르몬이 만들어질 때 비타민 B군이 많이 소비되기 때문입니다. '스트레스 사회'라고 할 수 있는 현대를 사는 우리들은 비타민 B군을 잘 섭취해야 할 필요가 있습니다.

몸을 만드는데 대활약하는, 필수 불가결한 비타민 B군

비타민 B군의 영양소를 하나하나 봅시다.

(1) 비타민 B₁(티아민)

당질을 에너지로 바꾸는 비타민임과 동시에, 부신이 스트레스에 대처하는 것을 돕습니다. 갑상샘 호르몬의 대사에도 도움이 됩니다. 돼지고기, 콩류, 배아미, 현미 등에 많이 들어있습니다.

(2) 비타민 B₂(리보플라빈)

피부와 점막을 튼튼하게 하는 비타민. 부족하면 피부가 거칠어지고 구내염의 원인이 됩니다. 또한 탄수화물·단백질·지방을 체내에서 에너지로 바꿀 때 중요한 역할을 합니다. 뱀장어, 낫토, 계란, 이파리 야채 등에 많이 들어있습니다.

(3) 비타민 B₃(나이아신)

탄수화물·단백질·지방을 체내에서 에너지로 바꿀 때 필요한 효소를 돕는 역할을 담당합니다. 이것이 부족하면 식욕부진이나 피부염 등의 증상이 나타납니다. 간, 어패류, 육류 등에 많이 들어있습니다.

(4) 비타민 B5(판토텐산)

부신이 코르티솔을 만들기 위해서 필요한 물질로 '항스트레스 비타민'이라고도 합니다. 연어, 정어리 등의 어패류와 육류, 계란 등에 많이 들어있습니다.

(5) 비타민 B6(피리독신)

단백질, 지방 흡수, 면역 시스템을 유지하기 위해서 필요한 물질입니다. 화학물질의 해독에도 도움이 됩니다. 가다랑어, 참치, 육류, 바나나 등에 들어있습니다.

(6) 비타민 B12(코발라민)

비타민 B12와 엽산이 부족하면 적혈구의 형성 및 재생이 잘 안되어서 '잠재성 비타민 결핍성 빈혈'을 일으키기도 합니다. 이 빈혈의 원인은 의사도 놓칠 수 있는 것이므로, 예방을 위해서 잘 섭취하도록 합니다. 어패류, 육류에 들어있습니다.

(7) 엽산

새 세포를 만들기 위해서 꼭 필요한 '핵산'을 합성하는 물질입니다. 녹황색 야채나 딸기 등에 많이 들어있습니다.

(8) 비오틴

탄수화물·단백질·지방을 에너지로 바꿀 때 도움이 되는 물질로, 부족하면 면역력이 떨어지고, 인슐린 분비에 영향이 있습니다. 간, 계란 노른자, 어류, 버섯류, 너트류 등에 많이 들어있습니다.

정리

비타민 B군을 잘 섭취해서 튼튼한 몸을 만들고 피로에서 벗어납시다.

◆◇

간 해독 기능에 도움이 되는
음식을 먹는다

양념을 이용해서 요리를 더 맛있게

여기까지는 '독소를 체내에 들이지 않는 식생활'과, '좋은 것을 몸에 들이는 식생활'을 기술했습니다. 이제부터는 드디어 **'독소를 체내에서 빼내는 식생활'**에 대해서 설명하겠습니다.

'디톡스'라는 말이 최근 유행하고 있습니다. 이것을 의학적으로 설명하면 '체내에 쌓인 독소(= 유해 물질)를 체외로 배출하는 것'이라는 의미입니다. **체내의 유해 물질을 해독하고 분해하는 역할을 담당하고 있는 장기는 '간'입니다.**

우리는 가능한 한 간 해독 기능에 도움이 되는 식재를 먹어야 합니다. 안심하십시오. 어렵지는 않습니다. **양념을 이용해서 요리를 맛있게 만들면, 간을 도울 수 있습니다.**

대부분의 현대인은 간이 피곤한 상태에 있다고 할 수 있습니다. 술을 자주 마시는 사람은 물론이고 3장에서 기술한 식품 첨가제나 화학물질, 화장품, 중금속류 등 다양한 독소가 체내에 들어가, 간은 이런 모든 것을 매일매일 해독하고 있습니다.

그래서 **많은 사람의 경우 간만으로는 해독이 불가능해서, 몸에 남아있는 독소 때문에 염증이 여기저기에 생기는 것 같습니다.** 이렇게 되면 몸속의 염증을 억제하기 위해서 부신이 바빠지고 이윽고 부신피로를 앓게 됩니다. 그렇게 되지 않기 위해서 간장을 도울 수 있는 음식을 먹어야 합니다.

요리를 연출하면서 해독한다

간의 해독 작용을 돕고 있는 식재로는 파, 생강, 양파, 마늘 등

이 있습니다. 평상시 먹는 음식에 이런 것을 더해서 맛있게 먹으면 간에 도움이 됩니다. 그 외에 **파슬리, 민트, 바질, 고수, 강황 등의 허브류도 간 해독작용 증진에 효과가 있습니다.**

체내의 해독작용을 더 잘하기 위해서는 유황 성분도 섭취할 필요가 있습니다. 유황 화합물에는 '알리신', '이소티오시아네이트' 등이 있습니다. 이들은 활성산소를 억제하고 살균 효과가 뛰어나며 알싸한 매운 향을 가지기도 합니다. 이것이 들어있는 식재료는 마늘, 부추, 양파, 무, 와사비, 양배추, 파 등이 있습니다.

대개 평상시에도 요리에 사용하는 것들입니다. 이런 음식이 간을 도와서 몸의 해독기능을 상승시킨다고 의식하면서 먹으면 효과도 더 좋을 것입니다. 이후 요리를 할 때 도움이 되기를 바랍니다.

몸에 좋지 않은 것을 먹었다면 물을 많이 마시자

집에서 요리해서 먹을 때는 식재를 선택하고, 조리 방법도 자신의 의지대로 조절할 수 있습니다. 그러니 마음만 있으면 이 책에서 제안한 방법을 매일 실행할 수 있습니다. 그러나 때로는 업무나 개인적인 일로 밖에서 회식하거나 어떤 모임에서 주어진 음식을 먹어야 하는 경우도 있습니다. 고로 어쩔 수 없이 몸에 좋지 않은 음식을 먹을 때도 있습니다.

이럴 때는 **식후에 가능한 한 많은 물을 마시기를 바랍니다. 맛있다고 느낄 정도의 '소금물'이라면 더 효과가 있습니다. 또는 허브차나 레몬수 등도 추천합니다.** 커피나 알코올류는 반드시 피하기를 바랍니다.

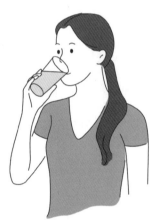

🗂️✓ 정리

간의 해독에 도움이 되는 식재를 요리에 사용합니다.

나쁜 것을 먹은 다음에는 물을 많이 마십니다.

◆◇

식사 일기를 쓴다

여러 식사법에 대해서 소개했습니다만, 당장 실행하기는 그리 쉬운 일이 아니라고 생각합니다. 이제까지의 식습관을 크게 바꾸어야 하므로 강한 결심이 필요합니다.

또한 구체적으로 해독에 도움이 되는 식재 등을 구입해서 이제까지 만들어보지 못한 요리에 도전하기도 쉬운 일이 아닐 것입니다. 무엇보다 가족의 이해를 얻어야 하고, 이것이 습관이 되어야 하니 단단한 각오를 하고, 시작해야 합니다.

이미 부신피로 증후군에 걸리셨을 것으로 의심되거나 컨디션이 좋지 않은 분들에게는 분명 도움이 되는 방법이라고 말씀드립니다. 치매 또는 치매의 전 단계인 경도 인지장애(MCI)로 미래가 불안한 분 그리고 그 가족들에게도 큰 의미가 있는 도전이라고 믿습니다. 새로운 식사법을 2주간, 3주간, 한 달 이어가는 동안 분명 어떤 변화를 느낄 것입니다.

이렇게 말은 하지만, 식생활을 바꾸는 것만으로 몸이 얼마나 변했는지, 좀처럼 알 수 없는 면도 있습니다. 소개한 식사법 중에는 여러분의 몸과 체질에 잘 맞는 것이 있을 것이고 잘 맞지 않는 것도 있을 가능성이 있습니다.

이것을 확인하기 위해서 '식사 일기'를 쓰기 바랍니다. 일기 항목은 최소한으로 줄였으므로 익숙해지면 계속 이어갈 수 있을 것입니다. 다음 페이지에 견본이 있습니다. 표시할 항목은 '날짜', '날씨', '오늘의 몸 상태(○이나 ×만으로도 OK)', '아침에 먹은 음식', '점심으로 먹은 음식', '간식', '저녁에 먹은 음식', '야식' 이것만입니다. 꼭 시도해보시기 바랍니다.

식사 일기를 쓰고, 자신에게 맞는 식사법과 맞지 않는 식사법을 구별

합니다.

식사 일기 예시

날짜	오늘의 컨디션	
날씨		
아침	(예) 밥 한 공기, 국 한 그릇, 고등어구이, 녹차	
점심		
간식		
저녁		
야식		

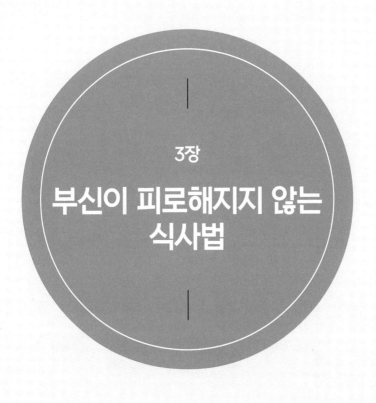

3장

부신이 피로해지지 않는
식사법

◆◇

단백질을 줄이지 않는다

다이어트로 몸을 망가뜨릴 수도 있다

중·장년이 되고 비만으로 다이어트를 시작한 분도 계실 것입니다. 비만을 해소하는 일은 건강을 위해서 중요한 일이지만, 식사 제한으로 '단백질 부족'이 되는 일이 없도록 주의하십시오. 특히 부신피로를 앓고 있는 분은 비타민류, 미네랄, 아미노산 등의 영양소를 잘 보충해야 합니다.

단백질은 다수의 아미노산으로 구성되어 있으므로 단백질을 섭취하는 것이 아미노산을 보급하는 일입니다. 단백질이 부족하면 그만큼 부신피로가 회복되지 않습니다. 단백질은 뇌 속에서 만들어지는 도파민이나 세로토닌의 원료이기도 합니다. 단백질이 부족하면 이런 것들이 충분하게 만들어지지 않습니다.

'의욕 호르몬'인 도파민이 부족하면 의욕과 집중력이 차츰 떨어집니다. '릴렉스 호르몬'인 세로토닌이 부족하면 마음이 불안정해지기 쉽습니다. 결국에는 정신적 피로가 쌓여서 뇌 기능이 둔해집니다. 이렇게 되지 않도록, 아무리 **다이어트 중이라도 식재를 잘 연구해서 단백질을 충분하게 섭취하도록 합니다.**

단백질 부족으로 일어날 가능성이 있는 증상은

그 외에도, 단백질 부족으로 일어날 가능성이 있는 증상으로 다음과 같은 것이 있습니다.

(1) 근력저하
단백질은 몸을 만드는 데 필요한 영양소입니다. 그리고

근육에는 많은 단백질이 축적되어 있습니다. 단백질 섭취량이 부족하면 필연적으로 근육에 축적된 단백질을 에너지로 쓰게 됩니다. 그 결과 근육의 양이 줄어들고 근력도 점점 떨어집니다. **근력의 저하는 운동기능의 저하를 초래하고, 머지않아 일상생활에도 지장을 줍니다.**

⑵ 어깨 결림이나 요통의 원인

근육의 재료인 단백질이 부족하면 근육의 회복이 어려워지고, 노폐물이 쌓이기 쉬워집니다. 자세도 나빠지고, 그로 인해서 혈액순환도 나빠집니다. 이런 일이 지속되면 어깨 결림이나 요통에 약한 몸이 됩니다. 어깨 결림이나 요통을 치유하기 위해서 마사지해도, 근육의 재료가 부족해서 잘 낫지 않는다고 느낄 것입니다.

⑶ 피부와 모발의 윤기가 없어진다

단백질은 콜라겐의 재료이기도 합니다. 단백질이 부족하면 콜라겐이 줄어들어 피부의 윤기가 줄어들고 탄력도 없어집니다. 주름이나 처짐의 원인이 되기도 합니다.

머리카락을 만들고 있는 것은 케라틴이라는 단백질입니다. 이것이 부족하면 머리의 윤기가 사라지고 머리카락이 갈라지기도 하고 얇아지기도 합니다. **언제까지나 젊게 살기 위해서는 단백질 섭취가 매우 중요합니다.**

정리

언제까지나 젊게 살고 싶다면 단백질을 섭취해야 합니다!

◆ ◇

혈당치를
급상승시키지 않는다

혈당치가 올라가는 식사법을 알아보자

2장에서 '혈당 스파이크'에 대해서 언급했습니다. 여기서는 혈당치를 급상승시킬 수 있는 식사법에 대해서 정리해보겠습니다. 다음에 소개하는 '식사법'을 피하면, 혈당 스파이크가 일어날 가능성이 줄어들어 건강을 해칠 우려가 없습니다.

NG 1. 급하게 밥(탄수화물)부터 먹는다

갓 지은 흰쌀밥은 참 맛있습니다. 그러나 혈당치를 급상승시키지 않기 위해서는 식사를 시작할 때부터 마음을 독하게 먹고 잠시 참아야 합니다.

당질이 풍부한 흰쌀밥부터 급하게 먹으면 혈당치는 순식간에 올라가고, 인슐린이 많이 분비됩니다. 인슐린은 비만의 원인이 되기도 하므로 이렇게 먹으면 안 됩니다. 반찬부터 먼저 먹도록 합니다.

가능하면 야채부터 먹는 것이 이상적입니다. 야채 다음에는 단백질이 많이 들어있는 반찬을 먹고, 마지막으로 탄수화물을 먹습니다. 이것만으로도 혈당치의 상승을 상당히 억제할 수 있습니다.

NG 2. 탄수화물 중심의 식사

탄수화물에 탄수화물을 더해서 먹으면 당질만 대량으로 먹게 되므로 혈당치가 급격하게 큰 폭으로 상승합니다. 예를 들어 라면과 볶음밥 세트나 우동과 주먹밥 세트 같은 것은 공복 시 상당히 매력적인 메뉴입니다만 피하는 것이 좋습니다.

나물 반찬을 먼저 먹는다면, 조금은 급상승을 피할 수 있습니다. 특히 부침개나 떡볶이 같은 것을 반찬으로 해서 흰쌀밥을 먹으면 혈당치는 급상승합니다. 이런 경우, 야채가 듬뿍 들어있는 샐러드 등을 먼저 먹는 것이 좋습니다.

NG 3. 소나기밥을 먹는다

점심을 먹고, 업무가 바빠서 저녁 8시나 9시경까지 아무 것도 먹지 못하는 날도 있을 것입니다. 그래서 늦은 시간에 허겁지겁 한 번에 많이 먹게 되면 역시 혈당이 급상승합니다. 이런 일은 꼭 피해야합니다.

가능한 한 중간에 조금이라도 뭔가를 먹고, 저녁 식사 때 허겁지겁 먹지 않도록 합니다. 그렇다고 간식으로 당질이 풍부한 과자를 먹는 것은 의미가 없습니다. 가능하면 견과류를 직장 책상 등에 두고 조금씩 집어먹도록 합니다. 견과류라면 혈당이 오르지 않고 비타민과 미네랄을 보급하기 때문에 이상적입니다.

NG 4. 급하게 먹는다. 거의 씹지 않고 삼킨다

말할 것도 없이 빨리 먹는 것은 혈당을 급상승시킵니다.

급할 때는 거의 부어 넣듯이 먹을 수도 있습니다만 이것은 매우 좋지 않은 식사법입니다. 한 번 입에 넣으면 가급적 30회 이상은 씹도록 합니다.

적은 양을 입에 넣고, 여유롭게 젓가락을 놓고 대화를 즐긴 다음, 다시 조금 입에 넣는 식으로 식사하면 혈당치는 급상승하지 않을 뿐 아니라, 식사량도 줄일 수 있고 소화도 잘됩니다.

정리

먹는 순서를 생각하고 천천히 잘 씹어서 먹습니다.

◆◇

인공 감미료는
사용하지 않는다

혈당치는 올리지 않지만, 단점이 많다

혈당치의 상승을 억제하기 위해서, 최근에는 과자나 음료수 등에 '인공 감미료'를 많이 사용합니다. 다이어트를 위해서 이런 과자와 음료수를 선택하거나 커피나 홍차에 인공 감미료를 넣는 분도 계십니다.

그러나 의학적으로, 인공 감미료가 반드시 건강에 좋다고는 할 수 없습니다. 설탕(당질)을 섭취하면 보통 혈당치가 상승하고, 올라간 혈당치를 낮추기 위해서 인슐린이라는 호르몬이 분비됩니다. 이에 반해 **인공 감미료의 경우 혈당치**

가 오르지 않기 때문에 인슐린이 분비되지 않습니다.

그래서 어떤 일이 일어나는가 하면, **인공 감미료를 계속 사용하면 인슐린의 기능이 점점 둔해집니다. 당질이 체내에 들어와 혈당이 올랐을 때 제대로 기능을 하지 못해서 혈당치를 내릴 수 없게 됩니다.** 또한 설탕보다도 상당히 달게 만들어진 인공 감미료에 익숙해지면서, 뇌가 더 달콤한 것을 원하게 됩니다. 그래서 무의식적으로 많이 먹고 살이 찔 위험이 있습니다.

그 밖에, 인공 감미료는 아무리 섭취해도 혈당이 오르지 않아야 하는데, 실제로는 '혈당치가 불안정'해져서 인슐린이 나올 가능성이 있다는 논문도 있습니다. 분명 입에 단것이 들어왔다고 인식했는데 혈당이 올라갈 기미가 없으면, 뇌가 혼란스럽고 불안정해질 가능성이 충분히 있습니다.

단것을 먹고 싶을 때는 제철 과일을 추천합니다. 과일에도 당분이 들어있지만, 비타민과 미네랄을 보충할 수 있는 장점이 있습니다.

✓ 정리

설탕 대신 사용하는 인공 감미료가 오히려 혈당을 올릴 수 있습니다.

단것을 먹고 싶으면 제철 과일을 드시기를 바랍니다.

◆◇

빵과 우유의 조식은
피한다

'글루텐 프리', '카세인 프리', '슈거 프리'를 지향한다

2장에서 '글루텐 프리', '카세인 프리', '슈거 프리'를 지향하자고 했습니다. 다시 말해서 **밀가루 제품, '유제품', '설탕(특히 백설탕)'을 먹지 말자는 것입니다.** 그러나 최근에는 빵과 우유, 요구르트, 설탕과 우유가 들어간 음료 등으로 아침 식사를 대신하는 경우가 많습니다. 다시 한번 이런 음식의 문제점을 정리해보겠습니다.

우선 시중에 판매되고 있는 빵은 보통 밀가루로 만들어진 것입니다. 밀에는 글루텐이 들어있으며, 글루텐을 구성하고 있는 '글리아딘'은 어린이에게 밀 알레르기를 일으킬 위험이 있습니다.

　또한 글리아딘은 소장 점막을 자극해서 세포와 세포를 연결하는 '밀착연접'을 느슨하게 하고, 장누수증후군을 일으킬 수 있습니다. 이 때문에 대변으로 배출되어야 하는 독소가 혈관으로 유입됩니다. **장누수증후군이 발생하면 대부분의 경우 뇌누수증후군을 병발해서 뇌 속에도 독소가 유입되기 쉬워집니다.**

　빵에는 알루미늄이 든 베이킹파우더가 사용됩니다. 알루미늄은 알츠하이머성 치매를 일으키는 위험인자로 여겨지고 있다는 사실을 알고 계시는지요. 또한 식빵에 바르는 마가린에는 심질환과 관련이 있는 트랜스지방산이 들어있습니다.

　유제품에 들어있는 '카세인'도 이미 기술한 바와 같이 몸에 악영향을 미칠 가능성이 있으므로 가능한 한 먹지 말아야 합니다. 빵과 우유, 요구르트 등으로 이루어진 조식은 삼가는 것이 좋습니다.

✓ 정리

겉으로 멋진 식사처럼 보이는 '빵, 우유, 요구르트 등'으로 이루어진

조식은 장누수증후군의 원인입니다.

앞서 말했듯이, 이러한 조식은 삼가거나 대체할 수 있는 식재를 연구

해서 섭취합시다.

◆◇

당질을
많이 섭취하지 않는다

당질 과다는 뇌에 악영향을 미친다

3대 영양소인 탄수화물·단백질·지방은 우리의 소중한 에너지원이며, 모두 반드시 필요한 것입니다. **탄수화물 중에서도 당질은 지나치거나 부족하면 몸에 나쁜 영향을 미치기 때문에 섭취하는 방법을 주의할 필요가 있습니다.**

당질을 많이 섭취하면 뇌가 지칩니다. 당질 과다가 지속되면 점점 혈당 조절이 잘되지 않아서, 조금의 당질을 섭취해도 인슐린이 다량 분비될 수 있습니다. 인슐린이 과다하다는 것은 혈당치를 심하게 떨어뜨린다는 것을 의미합니다. 따라서 식후 혈당이 낮은 상태가 지속됩니다.

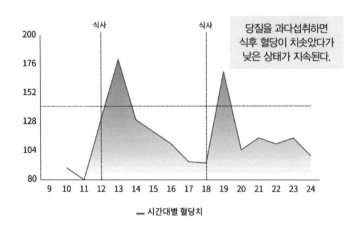

— 시간대별 혈당치

혈당치가 낮은 상태가 지속되면 뇌에 포도당 공급이 제대로 되지 않는 등 불안정해집니다. 포도당이 부족하면 자율신경이 흐트러져 피로감을 느끼게 되고, 사고력과 집중력을 떨어뜨립니다. 아침에 일어나는 것도 힘들어지고, 일어나도 졸음이 가시지 않고 감정이 흐트러져서 초조해지기 쉽습니다.

당질 과다 섭취는 뇌에 베타 아밀로이드 등의 쓰레기가 쌓이는 원인이 되기도 합니다. 베타 아밀로이드는 1장에서도 기술한 바와 같이 뇌신경세포를 사멸시키는, 독성이 강한 물질

126

입니다. 이것이 뇌에 쌓이면 치매로 이어집니다. 이와 같이 당질을 많이 섭취하면 뇌에 악영향을 미칩니다. 뇌는 피로를 느끼고, 치매의 원인 물질이 쌓이게 됩니다.

흰밥, 흰빵을 많이 먹지 않는다

앞에서도 말을 했듯이, 당질 과다가 되는 NG 음식의 대표는 흰밥과 흰빵입니다. 따끈따끈한 흰밥은 정말 맛있고, 우리의 주식임에는 틀림없습니다. 그러니 먹으면 안 된다는 것이 아니라 한꺼번에 많이 먹지 않도록 하자는 것입니다.

한 번에 흰밥을 많이 먹으면, 반복해서 말씀드리지만 혈당이 급상승합니다. 흰밥은 식사 후반에 조금씩 먹도록 합니다. 흰빵은 글루텐 프리의 관점에서도 먹지 말아야 하는데, 꼭 먹고 싶을 때는 혈당이 잘 오르지 않는 현미빵을 먹습니다. 물론 한 번에 많이 먹으면 안 됩니다.

식사는 거르지 않고 규칙적으로

간식, 특히 스낵류의 과자와 청량음료를 마시는 것이 습관이 된 분도 계실 것입니다. 이는 바로 당질 과다를 초래하는 행위입니다. 혈당 수치를 올리지 않기 위해서, 뇌에 악영향을 미치지 않기 위해서라도 이러한 간식들을 삼가야 합니다. 이것은 일종의 '습관'이라서 **며칠간 간식을 참으면 의외로 먹지 않고 잘 지낼 수 있게 됩니다.**

또한 바쁜 와중에 끼니를 거르는 분도 계실 것입니다. 장시간 공복이었다가 급하게 밥을 먹으면 혈당 스파이크가 일어나기 쉬워져, 역시 뇌에 악영향을 미칠 수 있습니다. **식사는 가능한 한 거르지 않고 어느 정도 규칙적으로 먹도록 합니다.**

정리

당질 과다는 뇌가 지치는 원인입니다.

당질 과다에 주의하고, 식사를 규칙적으로 해야 합니다.

혈당 수치가 급격히 오르지 않아야 뇌 건강을 지킬 수 있습니다.

◆◇

'곰팡이 독소'를
체내에 들이지 않는다

농산물 중에는 '곰팡이 독소'가 발생하고 있는 것이 있다

'곰팡이 독소'를 아시나요. 수만 종에 이르는 곰팡이 중 일부 곰팡이는 곡류 등의 농산물이나 식품류에 붙어서 증식하고 독소를 만들어냅니다. 이 독소를 '곰팡이 독소'라고 합니다.

곰팡이 독소에도 여러 종류가 있는데, 총칭 '마이코톡신'이라고 합니다. 농산물은 수확 전에도 수확 후에도 곰팡이 독소에 오염될 가능성이 있습니다. 곰팡이 독소는 일반적으로 열에 강해서, 일반 조리의 온도로는 없어지지 않습니다.

곰팡이 독소는 인지기능 저하와 신경계 장애 등을 일으킨다

곰팡이 독소는 매우 무서운 물질로, 음식을 통해 섭취하면 그 영향으로 인지기능이 저하될 수 있습니다. 또한 신경계 장애가 생기거나 면역이 오작동하거나 심지어 암에 걸릴 위험이 높아진다는 데이터도 있습니다. 그러나 다음과 같은 병의 원인이 검사 결과 곰팡이 독소 때문이라는 사실을 알았다면, 치료 방법이 있습니다.

예를 들어 곰팡이 독소에 침범당한 사람 중에는 시력이 약해져서 문자를 읽지 못하는 증상이 나타날 수 있습니다. 노안이라고 생각했던 분 중에는 곰팡이 독소 치료를 해서 시력을 되찾은 예도 있습니다. 고령자의 '빈뇨'나 어린이의 '야뇨'도, 곰팡이 독소와 관계가 있다는 것을 알았습니다. 이것은 치료해서 개선할 수 있습니다.

일정 발달장애가 있는 어린이의 소변을 검사하면, 역시 곰팡이 독소의 수치가 상당히 높은 경우가 많습니다. 따라서 관련성이 지적되고 있습니다. 좌우 반대가 되는 '거울 문자'만 쓰는 아이에게 곰팡이 독소 치료를 한 결과, 완치

된 예도 있습니다. 곰팡이 독소는 치료가 가능하지만, 평소 식생활에 신경을 써서 가급적 체내에 들이지 않도록 주의해야 합니다.

수입된 말린 과일 주의

곰팡이 독소를 가지고 있을 위험성이 높은 식품으로는 말린 과일이 있습니다. 건강식품으로 알고 있는 분도 있지만, 사실은 곰팡이가 잘 생기고 곰팡이 독소도 발생하기 쉽다는 특징이 있습니다.

그중에서도 해외에서 수입된 말린 과일은 고온다습한 곳에서 배로 장시간 운반되는 경우가 많아서 곰팡이 독소가 발생했을 확률이 매우 높습니다. 말린 과일은 가능한 한 국내산을 먹어야 합니다.

또한 '이성화당(異性化糖)'을 이용한 식품도 조심해야 합니다. 이성화당이란 전분을 원료로 하는 포도당(글루코오스)과 과당(프룩토오스)을 섞은 액체로 주스류·디저트류에 많이 사용되고 있습니다. 과당 함유율이 50% 미만인 것을 '포도당 과당액당', 50% 이상 90% 미만인 것을 '과당 포도당액당', 90% 이상인 것을 '고과당 액당'이라고 합니다. 또한 포도당 함량이 높은 '콘 시럽'이라는 것도 있습니다. 식품 라벨 표시에 이런 이름이 있을 것입니다.

이성화당은 고구마 전분이나 옥수수 전분을 원료로 사용합니다. 실은 옥수수에 곰팡이 독소가 발생했을 위험성이 있습니다. 고로 이성화당에도 당연히 곰팡이 독소가 들어 있을 수 있습니다.

방 환경과 에어컨 청소에도 신경을 쓰자

음식은 아니지만, 습도가 높고 곰팡이가 잘 생기는 방에 살고 있어서 몸이 좋지 않은 사람도 있습니다. 정기적으로 청소를 하지 않는 에어컨이 방에 곰팡이를 뿌리고 있을 가능성도 있습니다. 자신이 살고 있는 방의 환경에도 유의하시기를 바랍니다.

🔲✓ 정리

인지기능 저하를 불러오는 '곰팡이 독소'에 주의합니다.

전혀 예상치 못했던 곰팡이 독소가 많은 병의 원인입니다.

음식뿐만 아니라 생활환경도 점검하여 곰팡이 독소에 노출되지 않도
록 합니다.

◆◇

'저염'을 하지 않는다

고혈압이나 신장병이 있는 사람은 '저염'을 하는 것이 좋다

'저염'이라는 말이 완전히 보편화되면서, 목적이나 의미와 상관없이 뭐라도 '저염'이면 건강에 좋다는 이미지가 확산하고 있는 것 같습니다.

실제로 염분을 많이 섭취해서 혈액 속 나트륨 농도가 올라가면, 사람의 몸은 체내의 나트륨과 수분의 양을 조절하기 위해서 수분을 원합니다. 그리고 나트륨 농도를 낮추기 위해서 혈액의 양을 늘리려고 합니다.

혈관 내 용적은 변하지 않는데 혈액의 양만 늘어난 결과,

수도꼭지를 완전히 열면 호스 안의 수압이 올라가듯이 혈압이 올라갑니다. **고혈압인 사람의 혈압이 더 올라가면 매우 위험하기 때문에 '저염'을 강조하게 된 것입니다.**

신장병이 있는 사람도 염분을 많이 섭취하면 배출을 잘하지 못해서 몸속에 쌓이게 됩니다. 쌓인 염분 때문에 혈압이 올라가고 신장의 부담이 커지므로, 이런 분들에게는 '저염'이 당연히 필요합니다.

부신피로인 사람은 염분을 잘 섭취하자

고혈압이나 신장병은 없지만 부신피로를 앓고 있는 사람은 저염이 오히려 마이너스가 될 수도 있습니다.

부신이 피로하면 부신에서 생산되는 '알도스테론'이라는 호르몬이 충분하게 분비되지 않습니다. 알도스테론은 혈액이나 체액의 양, 나트륨, 칼륨, 마그네슘 등의 미네랄량을 조절하는 역할을 담당하고 있습니다. 이것이 줄어들면 나트륨이 수분과 함께 소변으로 배출됩니다. 나트륨이 부족하면 탈수 증상이 발생합니다.

또한 세포 내에서는 나트륨과 칼륨의 비율을 일정하게 유지하기 위해서, 나트륨이 줄어들면 칼륨까지 몸 밖으로 흘러나갑니다. **몸이 피곤하면 짠 것이 당길 때가 있습니다. 이것은 몸이 '나트륨 부족'으로 자연스럽게 염분을 원하는 것입니다.**

쉴 새 없이 뛰어다니면서 땀을 흘리고 얼굴이나 옷에 소금기가 묻어 있는 아이는 대개 짠맛의 과자를 좋아하고 자주 먹을 것입니다. 이것도 몸이 나트륨을 원하기 때문입니다.

저염 상품에 무작정 달려들지 말고, 적당히 소금을 즐기자

이러한 이유로 **부신피로**를 앓는 분들은 과도하게 '저염'을 하지 않고, 일상 식사 등에서 필요한 양의 염분을 충분히 섭취하는 것이 좋습니다. 슈퍼마켓에서 쇼핑할 때 상자에 '저염'이라고 쓰여 있으면 무조건 몸에 좋다고 생각해서 구입하지 않습니다. 저염이 아닌 것도 과도하지 않게 일상 식사 등에 적당히 섞어서 염분을 보충하는 것이 좋습니다.

짠맛이 없는 요리는 허전하게 느껴지는 법입니다. 설령 좋아하는 메뉴라도 소금을 줄이면 싱겁고 맛이 없다고 생각될 것입니다. 저염도 지나치면 그 자체가 스트레스가 될 수 있습니다. 물론 지나치게 짠맛은 좋지 않지만, **맛있다고 느낄 정도의 적당한 양의 소금을 즐기는 것이 부신의 건강에 도움이 됩니다.**

소금은 천연 미네랄이 들어있는 '바닷소금'이나 '암염' 등을 사용하는 것이 좋습니다. 짠맛이 부드럽고 맛이 좋으며 미네랄도 듬뿍 들어있습니다.

나트륨이 부족한지 아닌지는 자신의 몸에 물어보는 것이 좋습니다. 소금물이 맛있게 느껴지거나 평소에는 짜다고 느낀 장아찌가 맛있게 느껴진다면, 아마 지금 당신의 몸은 나트륨이 부족합니다. 반대로 평소보다 소금물이나 장아찌가 짜다고 느껴진다면, 체내 나트륨이 충분하기 때문에 굳이 염분을 더 섭취할 필요가 없습니다.

정리

일반적인 건강상식과 다르게, 부신피로를 앓는다면 오히려 염분을 잘 섭취해야 합니다.

저염 상품을 무작정 섭취하기보다는 어느 정도 적당한 양의 소금을 먹는 것이 좋습니다.

몸 상태에 따라 염분 섭취를 조절해야 합니다.

◆◇

지방은
지나치게 제한하지 않는다

지방은 필수 불가결! 너무 줄이면 안 좋다

다이어트에도 여러 가지 방법과 종류가 있는데, 그중 하나로 '지방 제한 다이어트'라는 것이 있습니다. 말 그대로 지방 섭취량을 줄여서 체중을 줄이는 것으로 방법은 다양합니다.

지방을 줄이는 다이어트의 근저에는 '지방은 몸에 나쁘다'는 이미지와 생각이 있습니다. 그러나 지방은 3대 영양소 중 하나이며, 2장에서 오메가3계의 불포화지방산 섭취가 중요하다는 것을 말씀드린 바와 같이, **우리 몸에는 지방**

이 꼭 필요합니다. 무조건 지방을 차단한다고 좋은 것이 아닙니다. 여기서 지방에 대해서 좀 더 살펴보도록 하겠습니다.

지방을 구성하고 있는 물질은 '지방산'입니다. 지방이나 지방산은, 인간의 몸속에서 '활동을 위한 에너지원'이 되는 것만이 아니라 '세포막'이나 '호르몬' 등을 구성합니다. 또한 '지용성 비타민(비타민 A·D·E·K)'의 흡수를 촉진하는 기능도 있습니다.

지방산 중에서도 고기나 유제품, 계란 노른자, 초콜릿 등에 포함된 '포화지방산'은 에너지로 잘 사용되고, 체내에서 합성할 수가 있습니다. 소중한 물질이지만 식사나 간식으로 지나치게 섭취하는 경향이 있습니다. 이에 관해서는 섭취량을 제한해야 할 필요가 있습니다.

오메가3계 및 오메가6계로 분류되는 '다가불포화지방산'은 앞에서 기술한 바와 같이 매우 중요한 영양소이며, 체내에서 합성할 수 없는 필수지방산을 함유하고 있어서 적극적으로 섭취해야 합니다.

건강에 부정적인 것으로는 마가린이나 쇼트닝, 가공유지 등에 들어있는 '트랜스지방산'입니다. 일상적으로 트랜스

지방산을 너무 많이 섭취하면 심장병에 걸릴 위험이 높다고 합니다.

그러나 이것은 전체적으로 지방 섭취량이 매우 많은 서양에서 문제가 되는 것으로, 우리는 아직 해당한다고 할 수 없습니다. 서양식 식단이 아니면 지방을 거의 섭취하지 않으므로 심각하게 생각하지 않아도 됩니다.

'콜레스테롤 = 나쁜 놈'이 아니다

콜레스테롤도 지방의 일종으로 전신 세포, 호르몬, 담즙산의 재료로서 필수 불가결한 것입니다. 그런데 '콜레스테롤'이라고 하면 나쁜 이미지를 가지고 있습니다. 아마 '나쁜 콜레스테롤'이라는 말이 있는 것으로 보아, "분명 몸에 나쁜 것이다. 그러니 콜레스테롤을 섭취해서는 안 된다"고 일부 사람들은 생각하고 있는 것 같습니다.

콜레스테롤 중에서도 'LDL 콜레스테롤'은 '나쁜 콜레스테롤'이라고 하는데, 사실은 중요한 역할을 하고 있습니다.

세포의 재료인 콜레스테롤은 지방, 즉 기름이기 때문에, 혈액에 녹지 않습니다. 그래서 LDL이라는 리포단백질에 들어가는 모양으로 혈액에 녹아들어 전신으로 운반됩니다. 즉, LDL 콜레스테롤이 없으면 세포의 재료를 옮길 수 없다는 말입니다.

문제가 되는 것은, 혈액 속의 LDL 콜레스테롤이 지나치게 증가해 버린 경우입니다. 수치가 허용 범위 안에 있으면 문제가 없습니다만 지나치게 늘어나면 혈관 벽에 쌓이고, 활성산소의 영향으로 산화해서 '과산화지질'이 됩니다. 이것이 쌓이면 혈관이 가늘어지고 동맥경화가 진행되어서 심근경색·협심증·뇌경색 등의 질병의 원인이 됩니다.

이렇게 **나쁜 콜레스테롤이 많아지면 건강을 해칠 수도 있습니다.** 그러나 동시에 몸을 만들기 위해서는 필수 불가결한 것이기 때문에 무턱대고 "콜레스테롤을 섭취하면 안 된다"고 해서는 안 됩니다. 일상의 식생활에서는 가감이 어렵겠지만, 기본적으로 "지방은 나쁜 것이 아니다"라고 생각하기를 바랍니다.

정리

지방 섭취를 너무 기피하지 않도록 주의합니다.

콜레스테롤이 나쁜 것은 아니지만 섭취가 지나치면 몸속에서 산화하

는 것입니다.

지나친 콜레스테롤은 뇌 건강을 악화합니다.

◆◇

카페인을 삼간다

카페인은 부신을 피로하게 만든다

이 책에서는, '글루텐 프리', '카세인 프리', '슈거 프리' 등 쉽지 않은 몇 가지 제안을 했습니다. 여기서 하나 더, 상당히 실행하기 어려운 것을 말씀드려야겠습니다. 바로 '커피를 끊다'입니다. 더 엄밀하게 말하면, "카페인이 들어간 음료를 모두 끊읍시다(= 카페인 프리)"라는 것입니다.

원래 커피를 전혀 드시지 않는 분도 계시겠지만, 아마 많은 분이 매일 습관처럼 마시고 있을 것입니다. 아침에 일어나서 커피 한 잔을 마시고 하루를 시작하는 분도 계실 것입니다. 이런 분들께는 매우 죄송합니다만, 카페인이 사람의 몸에는 해롭다는 것을 말씀드립니다.

사람들이 카페인을 찾는 이유는 카페인이 체내에 들어가면 부신이 과도하게 자극받아서 코르티솔의 수치가 한 번에 높아지기 때문입니다. 그래서 활력이 생기고, 일이나 공부에 의욕이 더해집니다. 커피를 마시면 집중력이 훨씬 증가하는 것 같이 느끼는 것은 코르티솔의 수치가 올랐기 때문입니다.

그런데 카페인이 체내에서 사라진 후에는, 커피를 마시기 전보다 더 심한 피로를 느끼게 됩니다. 이것은 억지로 상승시킨 코르티솔의 수치가 떨어졌기 때문입니다. 이런 무리한 자극으로 부신은 점점 지쳐갑니다. 원래 부신피로를 앓았던 사람의 몸은 더욱 나빠집니다.

커피만이 아니라 홍차와 초콜릿 등에도 카페인이 들어 있습니다. 여기에는 '테오브로민'이라는 물질도 들어있는데, 이것에는 카페인과 비슷한 성질이 있습니다. 고로 '카페인 없는' 커피나 홍차, 초콜릿이라고 해도 부신의 기능을 방해할 우려가 있습니다.

단계적으로 조금씩 커피를 줄인다

커피도 몸에 나쁘다고 하니, 커피를 좋아하는 독자분들은 실망하셨을 것입니다. 물론 지금 당장 커피를 끊으라고는 하지 않겠습니다. 그래서 1장에서 소개한 윌슨 박사의 의견을 바탕으로, 다음과 같은 순서로 탈카페인을 진행해 보시기 바랍니다.

(1) 먼저 카페인의 문제점을 이해해주십시오. 이것을 머릿속 한 곳에 두는 것부터 시작해 봅니다.

(2) 커피를 당장 끊지 않아도 됩니다. 단, 커피를 마실 때는 동시에 뭔가 몸에 좋은 것도 함께 드시기를 바랍니다.

(3) 커피(원두)는 가능한 한 신선하고 산화되지 않은 최고 품질의 것을 마십니다. 산화되지 않은 것이라면 마이너스 요인을 조금은 줄일 수 있습니다.

(4) 블랙커피가 아니라, 아몬드 우유나 두유를 첨가해서 마십니다.

(5) 진한 커피를 끊고, 연하게 만들어서 마십니다. 그만큼 카페인의 마이너스 요인을 줄일 수 있습니다.

⑹ 밤에는 마시지 마십시오. 숙면을 방해하는 요인이 됩니다.

⑺ 커피 한 잔을 다 마시지 않습니다. 남기는 양을 조금씩 늘리면서 향만 즐기도록 합니다.

어떠한지요. 이 정도로 느슨한 방식이라면 그다지 어렵지 않게 커피를 줄여 나갈 수 있다고 생각합니다.

정리

카페인의 유해성을 이해하고 조금씩 천천히 끊어봅시다!

◆◇

식품 첨가물은
많이 섭취하지 않는다

많이 섭취하면 위험도가 올라간다

업무가 많거나 여러 이유로 식사를 밖에서 해결해야 하는 경우도 있습니다. 혹은 편의점에서 도시락을 사서 귀가하거나, 슈퍼나 백화점에서 반찬이나 도시락을 사는 경우도 있을 것입니다.

혹은 냉동식품을 전자레인지에 데워서 먹거나 인스턴트 식품을 먹기도 합니다. 또는 햄이나 소시지 등의 가공육으로 요리하기도 합니다. 도저히 시간이 없어서 직접 만들수 없을 때에는, 역시 포장 음식을 먹을 수밖에 없습니다.

끼니를 거르는 것보다는 뭔가를 먹는 게 그나마 낫습니다. 그러니 이것을 당장 끊을 수는 없습니다.

그러나 알아두어야 할 사실은, 이런 음식에는 보존료나 착색료 등 '식품 첨가물'이 들어 있다는 사실입니다. 물론 **모든 식품 첨가물이 유해한 것은 아닙니다. 그러나 많은 양을 섭취하면 위험하니 주의해야 합니다.**

건강을 챙기는 분위기가 정착되면서, 시중의 음식 중에도 '건강'을 우선시하거나 '칼로리 줄이기'를 선전 문구로 내세우는 식품이 많아졌습니다. 그러나 이런 식품들조차도 분명 첨가물을 사용하고 있을 것이므로, 전적으로 안심하고 먹을 수는 없습니다.

매일 포장 음식을 먹으면 간과 부신에 부담이 간다

사람에 따라 생활 스타일은 다양합니다. 혼자 살거나 기러기 가족이 되어서 직접 밥을 해 먹을 수 없는 경우도 있습니다. 매일 혼자서 음식을 만들어 먹는 것은 효율적이지 않으므로, 외식이나 인스턴트식품을 사서 먹는 것은 어쩔 수 없는 일입니다.

그런데 이렇게 **매일 유해 물질이 몸속에 쌓이기 쉬운 생활을 하다 보면**, 2장에서 말씀드린 바와 같이 **분해하고 해독하는 역할을 담당하는 간이 점점 피폐해집니다.**

몸 곳곳에 염증이 생기고, 이 염증을 억제하기 위해서 부신이 끊임없이 일을 하다 보면 결국 지쳐서 부신피로가 됩니다. **염증을 억제하는 기능이 둔해지면 장 역시 나빠지고, 뇌에 생긴 염증도 가라앉지 않게 되는 악순환이 시작됩니다.**

안전한 식사를 하도록 한다

여기서 실천할 수 있는 조언이 있다면, **외식이나 포장 음식을 먹는 횟수를 가급적 줄이고 안전한 음식을 먹는 횟수를 늘리는 것밖에 없습니다.**

예를 들어 **슈퍼마켓에서 식재료를 살 때는 하나하나 '식품표시'의 내용을 확인하고, 식품 첨가물이 적은 것을 선택합니다.** 혹은 건강한 식재료를 취급하고 있는 택배업체를 엄선해서 가능한 한 거기서 구입하는 것도 좋은 방법의 하나입니다.

최근에는 인터넷으로 '산지 직송'의 안전한 식재료를 구할 수도 있습니다. 다양한 방법을 연구해서 가능한 한 안전하다고 판단되는 식사를 하도록 노력합시다.

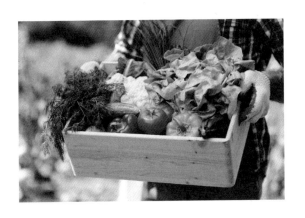

정리

포장 음식을 먹을 때는 '식품 첨가물'에 주의하여 부신피로가 되지 않도록 합니다. 되도록 '식품표시'의 성분을 꼼꼼히 확인합니다.

가능한 한 안전한 식품 구입처를 알아두고 이용합시다.

화학물질은
가급적 사용하지 않는다

주변의 화학물질에도 조심한다

여기서는 먹거리 이외의 이야기를 하겠습니다. 우리 주변에는 다양한 '화학물질'이 있습니다. 화학물질의 모든 것이 인체에 해를 끼친다고는 할 수 없지만, 양이나 사용법에 따라서는 어떤 악영향이 나타날 가능성이 있습니다.

건강한 사람이라면 별다른 문제가 없겠지만 부신피로를 비롯한 몸이 좋지 않은 사람에게는 나쁜 영향을 미칠 수도 있습니다. 일상생활 속에서 이런 것들도 조심하면 더 건강하게 살 수 있습니다.

일상품 속에 들어 있는 성분이 몸에 악영향을 미칠 수도 있다

예를 들어 샴푸나 트리트먼트 때문에 '지루성 습진'이 발생할 수 있습니다. 지루성 습진이란 머리나 얼굴의 '피지선'에서 피지가 많이 분비되어서 생기는 습진입니다. 좀처럼 낫지 않고, 피부염이 생길 수도 있습니다.

샴푸의 경우 '파라벤'이라는 방부제의 배합률이 높으면 피부가 거칠어지는 원인이 됩니다. 적은 양이라면 문제가 되지 않는 사람도 있지만, 사람에 따라서는 영향을 받을 수도 있으니 파라벤이 들어있지 않은 샴푸를 사용한다거나 대책을 세우는 것이 좋습니다.

치약에는 대개 방부제와 연마제가 배합되어 있습니다. 하나의 치약을 다 쓰기까지는 시일이 걸릴 뿐 아니라, 짜서 칫솔에 묻힐 때 용기가 칫솔에 닿는 경우도 있습니다. 또한 매번 닦아서 냉장고에 보관하는 것도 아닙니다.

즉, 방부제를 사용하지 않으면 치약 자체의 열화와 부패를 막을 수 없습니다. 그래서 방부제를 넣을 수밖에 없는데, 이것이 점막을 통해서 몸속으로 파고들 가능성이 있습니다. 연마제는 상당히 긴 시간 공을 들여서 닦지 않는 한 큰 영향이 있는 것은 아니지만, 이것도 신중하게 생각하는 것이 좋습니다.

양치질은 옛날처럼 '소금'으로 닦거나, 또는 치약 없이 칫솔질만 꼼꼼하게 하는 것으로도 충분합니다. 굳이 치약을 사용할 필요가 없습니다. 실내, 화장실, 이불 등에 '탈취 스프레이'를 뿌리기도 합니다. 여기에도 화학물질이 들어 있으므로, 뿌리고 그 이불에서 잠을 자면 유해 물질을 흡입할 가능성이 있습니다.

이런 위험을 배제하기 위해서는 창문을 열고 수시로 환기를 시키거나, 이불은 햇볕에 말려서 햇빛으로 살균하는 것이 더 건강합니다. 우리들의 일상품에는 의외로 많은 위험이 도사리고 있다는 것을 이해해주셨으면 합니다.

민감하게 받아들이지 않는다

그 외에도 환경적인 요인으로는, 일산화탄소를 포함한

자동차 배기가스나 살충제, 제초제 등을 흡입할 위험성이 있는데 이들로부터 완전하게 벗어날 수는 없습니다. 도시에서 떨어진 시골에서 생활한다고 해도 그 근처에서는 농약이나 제초제, 살충제가 사용되고 있을 가능성이 충분히 있습니다.

예전만큼 문제가 되고 있지는 않지만 포름알데히드를 발병 원인으로 하는 '새집 증후군'도 화학물질에 의한 오염 중 하나입니다. 이런 의심이 있는 경우는, 어떤 대책을 세울 필요가 있습니다.

나쁘다고 생각되는 것을 모두 배제하고 싶지만, 실제로 할 수 있는 것에는 한계가 있습니다. 여러 가지 많은 이야기를 한 다음에 이렇게 말씀드리는 것도 이상합니다만, 너무 민감하게 받아들이는 것도 그 자체가 스트레스가 되기 때문에 좋지 않습니다.

그래서 개선책의 하나로 '관엽 식물을 방에 두는 것'을 제안합니다. NASA(미국항공우주국)의 연구에 따르면 드라세나, 산세비에리아, 알로에베라, 아이비 등이 독소를 잘 흡착한다고 합니다.

✓ 정리

지나치게 청결에 민감하여 '탈취 스프레이'를 뿌리는 것이 더 독이 됩니다. 화학물질이 많이 함유된 일상품의 사용에 유의합니다.

너무 민감하게 받아들이는 것도 스트레스가 될 수 있습니다.

부신피로로 이어지는 음식은
피한다

◆ ◇

식품에 어떤 것이 들어있는지 알아둔다

이 장에서는 부신피로로 이어지는 음식이나 식재료를 소개하겠습니다. 부신피로를 발생시키지 않고, 장누수증후군도 뇌누수증후군도 일으키지 않고, 건강한 부신이 분비하는 코르티솔로 빠르게 염증을 처리할 수 있는 상태를 유지하기 위해서는 **부신피로로 이어지는 음식을 먹지 않는 것이 가장 좋은 방법**입니다.

다시 한번 언급하지만, 부신피로를 앓고 계신 분은 피해야 할 음식을 참고하시기를 바랍니다.

⑴ 초콜릿

빵, 우유, 설탕, 커피에 이어서 많은 분이 좋아하는 음식 이야기를 해야겠습니다. 카페인 부분에서도 언급했지만, **초콜릿에는 '카페인'과 카페인과 비슷한 성분의 '테오브로민'이 많이 들어 있기 때문에 부신이 과도하게 자극받습니다.** 부신피로가 더 악화할 위험이 있으므로 가능한 한 먹지 않는 것을 권합니다.

초콜릿을 좋아하시는 분은 가끔 초콜릿을 먹고 싶어질 때가 있습니다. 이것은 대부분의 경우, 몸이 '마그네슘'을 원할 때 나타나는 반응입니다.

여성의 경우 마그네슘 부족으로 프로게스테론이라는 호르몬 분비가 불충분해지면 월경전증후군(PMS) 증상이 일어납니다. 그래서 월경 전의 힘든 증상을 완화하기 위해서 마그네슘이 들어있는 초콜릿을 먹고 싶어지는 것입니다.

한 가지 방법으로, **초콜릿 대신 마그네슘 보충제를 섭취해보십시오. 현미, 낫토, 멸치, 해조류, 말린 새우 등 마그네슘이 풍부한 것을 평소에 먹도록 추천합니다.** 마그네슘 부족이 해소되면 초콜릿을 먹고 싶은 마음도 조금 억제할 수 있을 것입니다. 완전히 끊기는 어려울 것이므로, 양을 줄이는 것부터 시작해보시기 바랍니다.

(2) 햄, 소시지 등의 가공육

햄이나 소시지 등의 가공육은 '글루텐'을 많이 사용하고 있습니다. 따라서 글루텐 프리의 관점에서, 그다지 추천할 수 없는 재료입니다.

그 밖에 색을 내기 위한 첨가물로 아질산염과 인산염이 사용되고 있습니다. 이들은 체내의 미네랄을 제거하는 물질로, 부신피로 증상 중 하나인 미네랄 부족을 조장합니다. 가공육 외에도 어묵이나 말린 과일 등에 사용되는 경우가 있습니다.

(3) 대형어, 양식어

2장에서도 언급했듯이 생선에는 'DHA'나 'EPA'와 같은 양질의 지방이 들어있으니, 적극적으로 섭취해주기 바랍니다. 그러나 참치 등 대형 생선의 체내에는 수은이나 다이옥신 등 환경 오염물질이 축적되기 쉬우므로, 소형 생선을 더 많이 먹

는 것이 좋습니다.

또한 수조에서 양식되는 물고기의 경우, 질병을 막기 위해서 항생제와 항균제를 많이 사용하고 있습니다. 승인받은 의약품을 사용하고, 사용법이나 사용 기간이 지켜지면 양식어라도 우려되지 않지만, 그래도 양식어가 아닌 자연산 물고기를 선택할 수 있다면 그것을 우선하기를 바랍니다.

정리

부신피로를 일으키는 음식을 줄이고 뇌 건강을 지킵시다!

칼로리 계산은 하지 않아도 된다

체중 관리를 위해서 매일매일 '칼로리 계산'을 하는 분도 계시지 않을까요. 칼로리 계산은, 하나하나의 식재료 100그램당 칼로리를 기준으로, 먹은 그램 수를 곱한 다음 모든 것을 합한 것으로 상당히 까다로운 수고가 필요합니다.

그런데 해외에서는 오래전부터 '칼로리 계산은 의미가 없다'는 생각이 널리 퍼져 있습니다. 왜냐하면 우리의 일상 활동이나 몸의 기능에 무엇이 얼마의 칼로리를 사용했는지 정확한 수치로 알 수 없기 때문입니다. 매일 똑같은 일을 하는 것도 아니고, 그날의 행동 내용에 따라 칼로리 소비량도 제각각입니다.

또한 심하게 섭취 칼로리를 줄이면 몸이 '에너지 절약 모드'로 전환되어서 오히려 칼로리 소비량이 줄어들기도 합니다. 항상 변화하는 가운데 칼로리를 계산한다는 것은 사실 의미가 없는 일입니다. 그것보다는 탄수화물의 양과 먹는 순서를 의식해서 가급적 혈당이 올라가지 않도록 주의를 기울이면 더 건강하게 지낼 수 있습니다.

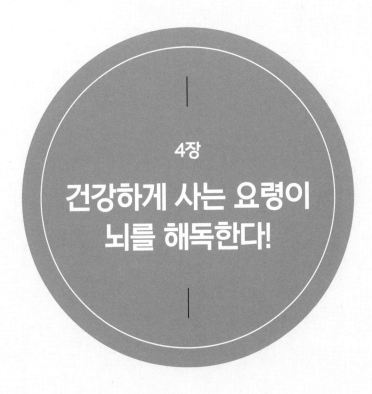

4장

건강하게 사는 요령이
뇌를 해독한다!

◆ ◇

나이가 든 사람일수록
부신이 피로해지지 않는
식생활을 구상한다

젊어졌지만 욱하는 고령자도 늘었다

고령자의 이미지가 많이 바뀌었습니다. 대략 1980년대 까지는, 환갑이면 고령자라고 여겼고 80대 정도가 되면 매우 오래 살았다고 생각했습니다. 그런데 1980년대 이후 고령자의 분위기가 상당히 달라졌습니다. 60대, 70대는 아직 현역이라고 할 수 있을 정도로 젊고, 80대 이상의 노인분들 중에도 매우 건강한 분이 드물지 않습니다.

한편 보도 등을 보면, **이전보다 '욱하는 고령자'가 많아졌다고 느낍니다.** 물론 일부라고는 생각하지만, 분노를 컨트롤하지 못하는 분이 적지 않게 보입니다. 이런 경향에 대해서 심리학적 분석도 다양합니다만, 우리의 견해로는 부신 기능에 문제가 있을 가능성도 크다고 봅니다.

부신의 피로로 코르티솔을 적절하게 분비하지 못하면 뇌의 전두전야가 정상적으로 작동하지 않아서 이성적인 판단이 어려워진다는 것을 알고 있습니다. 이런 상황에서 뭔가 사소한 문제에 휘말리면 본인도 제어할 수 없을 정도로 강한 분노가 생기는 것입니다.

부신피로가 '욱하는' 원인이 되기도 한다

부신피로로 인해 감정 조절이 어려워진 분들의 대처법으로는 부족하기 쉬운 '비타민 B군' 보급이 매우 효과적입니다. 비타민 B군이 공급되면 부신의 기능이 정상화되고, 충분히 분비된 코르티솔의 작용에 의해 전두전야도 정상적으로 기능하게 됩니다.

그 외에도 마그네슘과 아연이 부족하면 소리와 빛에 대한 감각이 과민해지는 것으로 알려져 있습니다. 따라서 사

소한 소음에도 매우 불쾌감을 느끼고, 소음의 원인이 된 사
람이나 물건에 대해서 감정을 폭발하는 경우가 있습니다.

지금 고령자의 식사는 옛날에 비해 빵이나 패스트푸드
등 부신에 부담을 주는 음식이 많습니다. 이것도 원인이라
고 생각합니다. 고령자분들의 식생활을 재검토해서 부신 건강
에 필요한 영양소를 제대로 섭취할 수 있게 되면, 상당한 비율로
'욱하는 고령자'에서 벗어날 수 있을 것입니다.

식생활이 규칙적이지 않은 고령자가 증가하고 있다

고령자의 식생활이 규칙적이지 않을 가능성도 간과해서는 안
됩니다. 자식들이 떠나고 부부만 생활할 경우, 식사 준비에
대한 의욕이 떨어질 수 있습니다. 나이가 들면서 점점 음
식의 양도 줄어들고 치아도 나빠졌기 때문에 아침이나 점
심 식사는 아주 간단하게 해결하는 분도 계십니다.

예를 들어 '빵과 커피만의 조식'은 단백질과 비타민 등이
압도적으로 부족합니다. 당연히 독소도 축적되기 쉽고, 이

에 따라 몸 곳곳에 염증이 생겨서 부신피로, 장누수증후군, 뇌누수증후군으로 뇌에 독이 유입될 수 있습니다.

수명이 연장되어서 인생을 오래 즐길 수 있게 되었습니다. 고령자분들은 그 어느 때보다 건강에 대한 의식을 높이고 식생활의 재구축을 추진해주시기를 바랍니다.

정리

식생활을 재검토하고 인생의 후반을 즐깁시다!

◆◇

제철 음식을 먹는다

가장 맛있고 영양가 있는 제철 음식을 먹는다!

온실 재배와 냉동 보존 기술 등이 발달해서, 원하는 음식을 사계절 내내 먹을 수 있는 시대가 되었습니다. 좋아하는 음식을 일 년 내내 먹을 수 있다는 의미에서는 기쁜 일이지만, **가장 영양가 높은 '제철 음식'을 제외하고 먹다 보면 그 음식이 원래 가지고 있는 영양소를 충분하게 흡수하지 못할 수도 있습니다.**

현대인들은 음식의 '제철'에 대해서 그다지 관심을 가지지 않는 것 같습니다. 지금 다시 한번 '제철 음식'을 기억하고, '그 식재료가 가장 맛있고 가장 영양가 있는 계절'에 먹기를 바랍니다.

이를테면 여름에는 차가운 수박이 매우 맛있습니다. 수박에는 아미노산의 일종인 시트룰린이 많이 들어 있습니다. 시트룰린은 체내에 있는 유해한 암모니아를 소변과 함께 배출하는 기능이 있습니다. 제철 음식을 맛있게 먹음으로써 자연스럽게 '해독'을 하는 것입니다.

수박에 소금을 뿌려서 드시는 분도 계십니다. 이것도 이치에 맞는 이야기입니다. 수박에는 칼륨이 풍부하게 들어 있기 때문에, 먹으면 체내에 칼륨이 증가합니다. 앞에서 말씀드렸듯이 우리 몸은 칼륨과 나트륨의 양을 조절하는 기능이 있기 때문에 칼륨이 늘어나면 나트륨이 부족해집니다.

또한 더운 여름에는 땀으로 나트륨이 많이 빠져나가기 때문에, 소금을 뿌리면 체내의 나트륨과 칼륨의 균형을 맞출 수 있습니다. 단맛을 더 느끼기 위해서 소금을 뿌려서 먹었는데, 결과적으로 몸에 매우 좋은 방법이었던 것입니다.

무의 '제철'은 겨울입니다. 겨울에는 땀을 잘 흘리지 않기 때문에, 몸의 해독 작용이 떨어지는 시기이기도 합니다. 이럴 때 해독 작용이 뛰어난 무를 먹어야 몸을 해독할 수 있습니다. 이것 역시 제철 음식을 먹어야 하는 이유라고 할 수 있습니다.

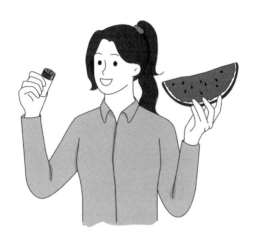

피토케미컬도 의식하고 섭취하자

5대 영양소인 '탄수화물·단백질·지방·비타민·미네랄', 제6의 영양소인 '식이섬유'와 더불어 제7의 영양소라고도 불리는 '피토케미컬'에 대해서 소개하겠습니다.

피토케미컬은 야채와 과일의 '색소 성분'과 '매운 성분'에 포함된 '항산화물질'입니다. 노화나 질병의 원인이 되는 활성산소를 제거하고 부신의 건강을 회복하는 데 도움이 된다고 알려져 있습니다.

피토케미컬은 사실 아주 친숙한 음식이나 음료에 들어

제철 음식 일람

봄	달래, 우엉, 냉이, 두릅, 더덕, 취나물, 쑥, 씀바귀, 양배추, 양파, 죽순, 감자, 누에콩, 딸기, 매실, 한라봉 도미, 참다랑어, 가다랑어, 주꾸미, 장어, 바지락, 키조개, 멍게, 다슬기, 소라, 꼬막, 미더덕
여름	옥수수, 토마토, 감자, 고구마, 도라지, 참나물, 오이, 가지, 완두콩, 오크라, 수박, 포도, 블루베리, 매실, 복숭아, 참외, 자두, 복분자, 멜론 장어, 갈치, 참다랑어, 전갱이, 붕장어, 전복, 소라, 다슬기
가을	옥수수, 배추, 감자, 고구마, 무, 늙은호박, 참나물, 은행, 버섯, 당근, 토란, 밤, 토마토, 사과, 배, 유자, 블루베리, 귤, 석류, 포도 고등어, 꽁치, 삼치, 갈치, 도미, 과메기, 해삼, 광어, 연어, 굴, 게, 전복, 꼬막, 홍합, 대하, 가리비
겨울	우엉, 더덕, 배추, 무, 늙은호박, 소송채, 무, 시금치, 귤, 사과, 딸기, 유자, 석류, 한라봉 삼치, 명태, 아귀, 도미, 광어, 과메기, 방어, 바지락, 홍합, 꼬막, 대하, 가리비, 게

있습니다. 당근이나 호박의 '베타카로틴', 시금치나 브로 콜리의 '루테인', 토마토의 '리코펜', 블루베리의 '안토시아 닌', 녹차에 포함되어 있는 '카테킨' 등이 그 대표적인 예라 고 할 수 있습니다. 제철 음식을 먹는 것으로, 피토케미컬 도 제대로 섭취할 수 있다는 말입니다.

정리

제철 음식을 맛있게 먹고 몸을 '해독'합니다!

◆◇

소장과 대장을
잘 다스린다

변비를 개선해서 독소를 계속 배출할 수 있는 몸을 만든다

최근 '장내 환경'에 주목합니다. 다종다양한 장내 세균의 모임을 뜻하는 '장내 플로라'라는 말도 자주 듣습니다. 물론 장내 유익균을 키우는 것도 중요하지만, **'영양을 흡수하는 곳'인 소장을 다스리기 위해서는 소장의 '염증'을 막아야 합니다.**

소장에 염증이 생기는 것은 앞에서 말씀드린 '칸디다균' 때문입니다. 건강한 소장에는 칸디다균이 많이 있지 않지만, 염증을 일으키고 있는 소장에는 대량 증가해 있습니다. 칸디다균에 의해 소장에 염증이 퍼지면, 여러 번 말씀드렸던 장누수증후군이 발생해서 독이 배출되지 않고 혈관 내로 유출됩니다.

소장을 다스리기 위해서는, 칸디다균의 먹이가 되는 '글루텐'이나 '설탕'의 섭취를 삼가는 것이 중요합니다. 많은 분이 고민하는 '변비'도 '해독'의 관점에서 잘 관리할 필요가 있습니다. 체내에 들어온 유해 물질의 60~80%는 대변으로 배출되기 때문입니다(나머지는 소변·땀·체모 등에서 배출됩니다). **변비가 지속되면 독소가 제대로 배출되지 않아서, 독소가 체내에서 염증을 일으키고 각종 컨디션 불량으로 이어집니다.**

부신피로의 증상 중 하나가 변비입니다. 따라서 지금까지 말씀드린, 부신 건강을 위한 식생활을 유지하면 변비도 개선될 것입니다. 매일 배변을 보고 독소를 배출할 수 있는 몸으로 만들기 바랍니다.

정리

부신 건강을 위한 식생활로 변비를 개선합니다.

식탁을 다채롭게 만들자

심각하게 생각하지 말고, 다채로운 식사를

부신의 건강은 뇌 건강으로 이어집니다. 따라서 부신을 건강하게 만드는 식사법, 해서는 안 되는, 이른바 부신피로로 이어지는 식사법을 지금까지 소개해왔습니다.

독자분 중에는 "이것도 안 되고 저것도 안 된다고 하니 사실상 실행하기가 어렵다. 나는 괜찮지만, 가족들이 좋아하는 음식까지 제한하기는 어렵겠다. 우리 집에서는 밀가루 빵을 쌀가루 빵으로 바꾸는 정도밖에 할 수 없겠다"고 생각할지도 모르겠습니다. 성실한 사람일수록 깊이 생각하기 때문에 부신이 쉽게 피로해지는 경향이 있습니다. 많이 고민하셨다면 정말 죄송합니다.

식사에 대해서, 사실 이 책에 기술한 모든 것을 처음부터 실행하기는 어렵다고 생각합니다. 그래서 추천하고 싶은 방법이, **절대 힘들이지 말고 우선 한 두 가지 몸에 좋지 않은 재료를 없애는 것입니다.**

그리고 **'식탁을 다채롭게' 만들어봅니다. 초록색, 노란색, 빨간색 등 그릇이 화려해질 수 있는 재료를 준비하는 것만으로도 각종 비타민, 미네랄, 항산화물질 등을 많이 섭취할 수 있습니다.**

다채롭게 먹기 위해서, 색을 달리하는 식재료를 각각 다르게 요리할 필요는 없습니다. 샐러드를 만들 때 다양한 색의 야채를 하나의 접시에 올리면 그것으로 충분합니다. 된장국에도 다양한 색이 들어간 야채를 더하면 됩니다.

냉장고에 있는 야채를 이것저것 넣고 끓인 수프도 좋습

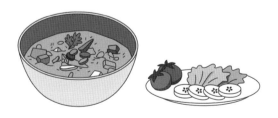

니다. 토마토와 양배추를 접시에 담고 소금과 올리브오일을 뿌리는 것만으로도 완벽합니다. '색깔의 종류를 늘리면' 결과적으로 다양한 영양소를 충분하게 섭취할 수 있으므로 바로 시도해보시기 바랍니다.

정리

'피토케미컬'을 너무 어렵게 생각할 필요가 없습니다.

몸에 해로운 음식 한두 가지를 식단에서 없애고, 먹는 음식에 한두 가지의 야채를 더 첨가하면 되는 것입니다.

◆◇

뇌는 자는 사이에
해독된다

잠은 '뇌 해독'을 촉진하는 무료 처방전

건강의 기본 중 기본은 무엇보다도 '잠'입니다. 아무리 몸에 좋은 일을 매일 했다고 해도 양질의 수면을 매일 밤 제대로 취하지 못하면 그 효과는 반감될 것입니다. 미국에서는 "잠은 무료 처방전이다"라는 말이 있습니다. '무료 처방전'을 최대한 잘 이용해야 합니다.

잠은 그 자체가 뇌 '해독'을 위한 행위라고 할 수 있습니다. 아시다시피 얕은 잠을 렘수면, 대뇌가 쉬고 있는 동안의 깊은 잠을 '논렘수면'이라고 합니다. 논렘수면 동안, 뇌와 척수를 순환하는 '뇌척수액'이 뇌를 씻어내고 있다는 사실을 최근 알았습니다.

어느 나라 사람이나 대개 '베개'에 머리를 얹고 자는데, 이는 무의식적으로 뇌척수액이 뇌를 씻어내고 해독하는 행위를 돕고 있다고 할 수 있습니다. 요점은 뇌척수액을 물리적으로 목에서 아래로 흘려보내고 있다는 것입니다. **논렘수면, 이른바 제대로 깊은 잠을 잔다면, 뇌 해독을 촉진하고 있는 것입니다.**

수면 중 '성장 호르몬'을 분비하고, 몸의 유지·보수도 이루어지고 있기 때문에 아무리 바빠도, 최소한 몸이 회복될 만큼의 수면 시간을 확보해야 합니다. 늦어도 자정에는 잠자리에 드는 것이 이상적입니다.

늦은 밤에는 컴퓨터 화면이나 스마트폰을 보지 않는다

'멜라토닌'이라는 호르몬의 이름을 들어보셨을 것입니다. 뇌의 송과체라는 곳에서 만들어지는데, 수면과 깊은 관계가 있는 호르몬입니다. 아침에 창문으로 들어오는 빛을 느끼고 저절로 깨어나는 이유는 빛의 자극이 체내시계를 거쳐 송과체에 전달되면 그 영향으로 멜라토닌의 분비가 줄어들기 때문입니다.

낮에는 멜라토닌의 분비량이 적고 밤에는 분비량이 십여 배 늘어납니다. '빛'과 '멜라토닌' 사이에는 명확한 연관성이 있습니다. 이 말은 **밤에도 눈에 밝은 빛이 들어오면 멜라토닌의 분비가 어려워진다**는 것입니다.

해가 지고 어두워진 후 취침할 때까지, 우리는 전등을 켜고 방을 밝게 합니다. 이때 **취침 시간까지 멜라토닌 분비를 촉진하기 위해서는 형광등이나 LED 라이트로 밝게 비추는 것보다 약간 어둡고 따뜻한 빛을 마련하는 것이 좋습니다.** 또한 TV나 컴퓨터 화면을 밤늦게까지 보고 있으면, 눈으로 빛이 계속 들어오기 때문에 이것도 멜라토닌 분비를 방해하는 행위입니다.

하물며 잠자리에서 스마트폰 화면을 보았다면, 설사 잠이 들었다고 해도 멜라토닌이 적게 분비되어서 깊은 잠을 잘 수 없습니다. 숙면하고 뇌를 해독하기 위해서 잠자리에서는 절대로 스마트폰을 봐서는 안 됩니다.

침실은 가능한 한 어둡게

이제까지 여러 번 거론해 온, 부신에서 분비되는 코르티솔과 수면에 관계가 있는 멜라토닌 사이에는 상관관계가 있습니다. 코르티솔은 이른 아침에 많이 분비되고 어두워질수록 점점 적어지지만, 멜라토닌은 어두워지면서 늘어나기 시작해 잠을 자는 동안 많이 분비됩니다. 양쪽이 밤과 낮 사이에 교대로 분비되면서 하루의 생활 리듬을 만듭니다.

멜라토닌이 밝은 곳에서는 잘 분비되지 않지만 코르티솔은 밝은 곳에서는 분비량이 줄어들지 않습니다. **수면의 질을 높이기 위해서라도 침실은 가능한 한 어둡게 해야 합니다.** 부신피로 환자 중에는 '저녁형'인 사람이 많습니다. 밤에 줄어들어야 할 코르티솔이 늘어나 잠에서 깨기 때문입니다.

부신피로 환자의 대부분은 밤 11시경부터 기력이 생깁니다. 그렇다고 거기서 더 활동하면 부신이 매우 피곤해집니다. 부신의 휴식을 위해서는, 밤 10시부터 10시 30분 사이에 잠자리에 드는 '아침형' 생활로 바꾸어야 합니다. 뇌 해독을 위해서라도 한번 검토해보는 건 어떨까요?

정리

뇌 해독과 부신 회복을 위해 아침형 인간이 됩시다.

◆◇

자연스러운 것을 선택하는 삶을 지향한다

자연스러운 삶이 건강의 지름길

이 책에서는 '뇌를 해독'하고 건강하게 살기 위해서 어떻게 하면 좋겠냐는 주제를 중심으로 뇌와 관계가 깊은 '장'을 건강하게 만드는 방법, 뇌와 장 둘 다 관계가 있는 '부신'을 건강하게 만드는 방법을 생각해 왔습니다. 이것저것 이야기를 했는데, 결론적으로는 **인간 본래의 '자연스러운 생활 방식'**을 되찾는 것으로 집약할 수 있습니다.

밤에 자고 아침에 일어나서, 몸에 좋은 것을 먹고, 불필요한 것을 몸에 들어가지 않도록 하는 것입니다. 이것만으로 우리의 몸은

건강해집니다. 이런 생활을 위해서 중요한 사항을 정리해보겠습니다.

(1) 상하는 음식을 먹는다

날것은 모두 언젠가 상합니다. 이것이 자연스럽고 당연한 일입니다. 그런데 수송이나 보존에 불편함이 생기기 때문에, 다양한 첨가물을 더해서 상하지 않게(상하기 어렵게) 손질합니다. **손질해서 유통도 보존도 편리해졌지만, 사람의 몸은 자연스럽지 않은 것을 먹게 되었습니다. 이런 부자연스러운 생활을 제철의 신선한 식재료를 상하기 전에 먹는 자연스러운 생활로 가능한 한 바꾸기를 바랍니다.**

교외를 드라이브하다가 잠시 멈추어서 그 고장의 신선한 야채들을 보면, 가격, 색감, 모양이 너무 훌륭해서 놀랄 때가 있습니다. 그 계절에만 있는 것이 가장 맛있고 가장 영양가가 있기 때문에 분명 건강에 좋습니다.

교외로 나갈 기회가 없는 분들은 이런 식재료를 얻을 수 있는 방법을 찾아보시기 바랍니다. 같은 요리라도 맛이 완전히 다르기 때문에 질리지 않고 먹을 수 있을 것입니다.

⑵ 사람이 지나치게 손을 댄 것은 먹지 않는다

'칼로리 제로'라는 문구가 식품 상자에 쓰여 있으면, "이 것을 먹으면 살이 빠지겠다", "당을 줄일 수 있겠다" 등 생 각합니다. 물론 살이 빠질 수도 있지만 그 대신 '쓸데없는 물질'을 섭취할 수도 있습니다.

또한 '저염'이라고 적혀 있으면, "이것을 먹으면 혈압이 떨어지겠다", "병에 걸리지 않겠다"고 생각하기 쉽습니다. 그러나 부신피로인 사람은 염분이 잘 흡수되지 않아 염분 이 부족한 경우가 있습니다. 이 말은 '저염'이 아닌 식품이 '몸에 더 좋다'는 뜻입니다.

어떤 첨가물이 안전하고 어떤 첨가물은 위험한 것인지, 그 수가 너무 많아서 정확하게 이해하고 기억하는 것은 전 문 연구자들만이 할 수 있는 일입니다. 그래서 누구나 할 수 있는 가장 쉬운 방법은 **상품 설명서에서 첨가물의 이름을 확인하는 것입니다. 설명서에 기술된 이름이 적으면 적을수록 비 교적 안전하다고 판단할 수 있습니다.**

⑶ 지나치게 청결을 고집하지 않는다

특히 '결벽증'이 있는 사람은 무조건 청결을 고집하고 탈취제나 방향제, 항균 스프레이 등을 많이 사용하는 경향이 있습니다. 그러나 이것은 끝이 없기 때문에 오히려 스트레스가 되는 경우도 있습니다.

청결을 지나치게 의식하는 것은 부자연스러운 일입니다. 완전한 무균 상태보다 '적당히 비위생적인 환경'에서 생활하는 것이 오히려 인간의 면역력·저항력을 높일 수 있습니다. 면역력을 키우면, 약간의 이물질이 체내에 들어와도 이것을 해독해서 몸 밖으로 배출할 수 있습니다. 이런 생활이 '자연'에 가깝습니다.

여러분! 어깨의 힘을 빼고 제철 음식을 즐기고, 밤에는 푹 자는 생활을 구축하시기를 바랍니다. 이것이 건강으로 가는 지름길입니다.

정리

무리하지 않고 맛있는 음식을 먹고 잠을 잘 자는 것이 중요합니다!

끝까지 읽어주셔서 감사합니다.
어떠셨나요?

일본에서 처음으로 '부신피로 병원'을 개원해서 지금까지 많은 분을 치료해왔는데, 역시 중요하게 생각되는 것은 "먹는 것이 사는 것"이라는 사실입니다.

모든 사람의 몸은 그 사람이 먹은 것으로 이루어져 있습니다. 바쁜 일상생활을 보내고 있으면 제대로 먹기가 어렵습니다.

그러나 '먹는 것'을 포기하면 '사는 것'에 영향을 미치게 됩니다. 컨디션이 좋지 않거나 질환이 있더라도 잘 먹고 자신의 몸의 목소리를 듣기 바랍니다.

처음부터 말씀드렸듯이 모든 기본인 '식사·식사법'을 개선해서 부신의 피로를 풀어보도록 합시다. 부신피로가 아직 경미하거나 중간 정도의 환자라면 식사를 개선하는 것만으로도 좋은 결과를 얻을 수 있습니다.

이 책에서 설명한 바와 같이, 부신을 보살피고 관리하는 것이 바로 뇌를 해독하는 데 도움이 됩니다. 그리고 이것은 노화의 진행을 늦추고 치매 예방으로 이어집니다.

부신피로를 안고 있는 분 중에는 '열심히 사는 사람'이 많습니다. 힘든 상황으로부터 '도망쳐서는 안 된다'라고 생각하면서 지나치게 열심히 사는 사람들입니다. 그런데 그렇게 열심히 하지 않아도 됩니다.

지나치게 열심히 사는 분들은, 이 책에서 기술한 '부신을 건강하게 만드는 식사법'을 일상의 식사에 도입해보시지 않겠습니까. 뇌를 해독해서 오래오래 치매 걱정 없는 삶을 즐기시기 바랍니다.

혼마 료코·혼마 류스케

참고문헌

『医者も知らないアドレナル・ファティーグ』ジェームズ・L・ウィルソン/本間良子訳/本間龍介監修 (中央アート出版社)

『老化は「副腎」で止められた』本間良子・本間龍介 (青春出版社)

『医師が教える疲れが抜けない人の食事法』本間良子 本間龍介 (祥伝社)

『心と脳の不調は副腎ケアで整える』本間良子・本間龍介 (祥伝社)

『しつこい疲れは副腎疲労が原因だった』本間良子著/本間龍介監修 (祥伝社)

『長生きしたけりゃ小麦は食べるな』本間良子(アスコム)

『ボケない人がやっている脳のシミを消す生活習慣』本間良子・本間龍介 (青春出版社)

『「副腎の疲れ」をとれば老化もボケもくい止められる!』本間良子 本間龍介 (PHP研究所)

『抗加齢専門医が毎日やっている「脳の解毒」で一生ボケない脳になる!』本間良子・本間龍介 (PHP研究所)

https://kr.freepik.com/free-photo/close-up-of-box-with-vegetables-in-hands-of-mature-man_11600526.htm# from_view=detail_alsolike

역자의 말

'치매'는 이제 남의 이야기가 아닙니다. 주변에 참 많은 분들이 치매로 고생하고 계십니다. 오래전의 일입니다만, 미국의 로널드 레이건 전 대통령이 치매에 걸렸다는 소식은 충격이었습니다. 당시 20대였던 저는 '노망'이라는 부정의 단어를 떠올렸습니다.

이후 숀 코너리, 찰턴 헤스턴, 로빈 윌리엄스 등 유명인의 치매 소식을 접하게 되었고, 최근에는 영화 〈다이하드〉(1988)의 주인공 브루스 윌리스의 치매 소식까지 들었습니다. 이제 제 나이도 적지 않으며, 치매는 사람을 가리지 않고 발병하는 병이라는 사실이 두려움보다는 위안으로 느껴진다면 심한 말일까요.

실은 어머니가 치매 판정을 받았습니다. 감기니 몸살이니 하면서 찾아갔던 동네병원 주치의가 치매 검사를 받아보라고 했고, 뇌 검사 결과 "알츠하이머성 치매입니다"라는 말을 들었습니다. 치매도 완치되지 않는다는 사실을 알고 있습니다. 그러니 사돈의 팔촌까지 생일을 기억하고, 수십 개의 전화번호를 외던 어머니가 치매라는 사실은 받아들이기 어려웠습니다. 어머니와의 그 많은 기억은 어디로 사라지는 것일까요. 이때의 충격은, 경험한 사람만이 알 수 있는 것일 겁니다.

조수미 소프라노 가수가 치매 판정을 받은 어머니를 위해서 준비했다는 앨범 〈마더〉(2019)를 발매했을 당시, 저는 그 아름다운 음색에 매료되었을 뿐, 저린 가슴의 '아픔'을 느끼지 못했습니다. 지금은 그 '아픔'이 손끝에서 발끝까지 전해지니 어찌 감당할 수가 없습니다.

'치매'를 이야기하는 이 책을 소개받았을 때, 저는 손에서 내려놓지 못했습니다. 수십 년 살아오면서 가꾼 기억이 모두 사라지는 그 몹쓸 병에 대해서 알고 싶었습니다. 뇌에서 무엇을 검사하고 "알츠하이머성 치매입니다"라고 단언하는지도 알고 싶었습니다.

이 책이 하고자 하는 말은 다음과 같이 요약됩니다.

"치매에 걸린 사람의 뇌에는 '독(베타 아밀로이드 등)'이 쌓여 있다는 사실을 알았습니다. 치매는 어떤 종류의 치매도 완치되지 않으며, 완전하게 원래의 상태로 회복할 수 없습니다. 그래도 '독'이 쌓이기 시작한 초기에 '뇌 해독'을 시작하면 뇌 기능이 원래의 상태로 되돌아갑니다.

치매를 비롯한 노화 증상은 체내에 생기는 염증이 원인이라고 합니다. 염증을 억제하는 장기는 '부신'입니다. 그런데 스트레스가 많은 생활 속에서 부신이 지치면 '부신 피로'를 초래합니다. 부신이 쇠약해지면 뇌에 독이 쌓여서 뇌 기능을 떨어뜨립니다.

'식사·식사법'을 개선하는 것으로, 부신을 건강하게 만들 수 있습니다. 식사·식사법 개선은 뇌의 해독과 이어지는 일이고, 치매를 예방하는 일이기도 합니다."

식생활 개선으로 체내 염증을 억제해서 부신피로를 치유하는 것으로 치매를 예방할 수 있다는 것입니다. 이른바 식생활 개선을 최우선으로 하는 것입니다.

시중에는 식생활 개선에 대한 많은 책들이 나와 있습니다. 그런데 저자인 혼마 부부가 주장하는 식생활에 믿음이 가는 이유는 의료에 대한 지식이 없는 저에게도 이해가 되는 설명을 하고 있기 때문입니다. 슈거 프리, 글루텐 프리, 카세인 프리에 대한 설명이 무리 없이 받아들여지는 이유도 상식에서 벗어나지 않는 선에서 잘 설명하고 있기 때문입니다.

그리고 무엇보다 혼마 류스케 선생께서 부신피로를 앓고 그 경험을 설명하고 있어서 더 가깝게 다가갈 수 있습니다.

"의과대학의 실습과 시험으로 바빴기 때문인지 항상 피로했고, 휴일에는 몸이 푹 쳐져서 기분도 우울해지는 날이 많았습니다."

저는 이 글을 읽는 순간, 마치 제 이야기를 보는 것 같았습니다. 저만이 아니라 바쁜 현대인은 이런 경험이 있을 것입니다. 아침에 눈을 뜨는 순간 피곤함을 느끼는 저의

모습이 겹치면서 이것이 '게으름' 때문이 아닌, 병 때문이라는 사실을 직면했습니다.

치매는 국경, 인종, 지위고하와 상관없이 찾아오는 무서운 병입니다. 아름다웠던 모든 기억이 어디론가 숨어버리는 슬픈 병입니다. 이 책을 통해서 치매를 더 많이 이해하고 조금이라도 예방할 수 있으면 좋겠습니다.

저는 이 책과의 만남을 참 기쁘게 생각하고 주변 친구들과 나누고 싶습니다.

역자 고선윤

중 앙 생 활 사 Joongang Life Publishing Co.
중앙경제평론사 | 중앙에듀북스 Joongang Economy Publishing Co./Joongang Edubooks Publishing Co.

중앙생활사는 건강한 생활, 행복한 삶을 일군다는 신념 아래 설립된 건강 · 실용서 전문 출판사로서
치열한 생존경쟁에 심신이 지친 현대인에게 건강과 생활의 지혜를 주는 책을 발간하고 있습니다.

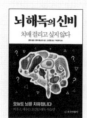

뇌 해독의 신비

초판 1쇄 인쇄 | 2023년 8월 15일
초판 1쇄 발행 | 2023년 8월 20일

지은이 | 혼마 료코(本間良子) · 혼마 류스케(本間龍介)
옮긴이 | 고선윤(SunYun Ko)
감　수 | 박선무(SunMu Park)
펴낸이 | 최점옥(JeomOg Choi)
펴낸곳 | 중앙생활사(Joongang Life Publishing Co.)

대　　표 | 김용주
책임편집 | 용한솔
본문디자인 | 박근영

출력 | 케이피알　종이 | 한솔PNS　인쇄 | 케이피알　제본 | 은정제책사

잘못된 책은 구입한 서점에서 교환해드립니다.
가격은 표지 뒷면에 있습니다.

ISBN 978-89-6141-316-9(03510)

원서명 | ボケる · ボケないは、食べ方ひとつで決まる！「脳を解毒する」食べ方

등록 | 1999년 1월 16일 제2-2730호
주소 | ⑥ 04590 서울시 중구 다산로20길 5(신당4동 340-128) 중앙빌딩
전화 | (02)2253-4463(代)　팩스 | (02)2253-7988
홈페이지 | www.japub.co.kr　블로그 | http://blog.naver.com/japub
네이버 스마트스토어 | https://smartstore.naver.com/jaub　이메일 | japub@naver.com
♣ 중앙생활사는 중앙경제평론사 · 중앙에듀북스와 자매회사입니다.

도서
주문
www.japub.co.kr
전화주문 : 02) 2253 - 4463

https://smartstore.naver.com/jaub
네이버 스마트스토어

중앙생활사/중앙경제평론사/중앙에듀북스에서는 여러분의 소중한 원고를 기다리고 있습니다. 원고 투고는 이메일을
이용해주세요. 최선을 다해 독자들에게 사랑받는 양서로 만들어드리겠습니다. **이메일** | japub@naver.com